U0165831

書泉出版

看不見的
食安風暴

江晃榮 著

基因改造食品

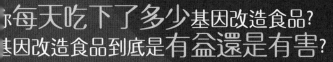

你每天吃下了多少基因改造食品？
基因改造食品到底是有益還是有害？
台灣有哪些基因改造食品？ 要如何辨別基因改造食品？

基因改造食品並不是神話 早已悄悄充斥在你我身邊

重視另一全球食安風暴

——基因改造食品

生物技術產業興起之後，配合了傳統的化學工業，真正化腐朽為神奇，幾乎任何食品添加物均能合成，任何顏色與味道都有化學產品，也誕生了進入二十一世紀後最怪異的現象，就是假食物與為害人體的各種加工食品，不斷在我們的生活中捲起食安風暴。

　　真實食安風暴不是只有臺灣有，全世界各地都發生過，只不過近來臺灣密集發生，又特別嚴重才會引發全世界注目，美食王國的美譽也面臨考驗。

　　食安風暴爆不完，下一波風暴應是有機產品以及全球性的基因改造食品，即基改食品或稱GMO食品。

　　基因改造食品早已進入我們的食品中，只不過食用後不會立即為害，因此大家很自然的就會忽略，但是在許多國家反基改活動已如火如荼展開，臺灣也有加入，但聲音仍太小，主要是因為一般人對基因改造食品欠缺基本認識，這也是本書撰寫的動機之一，希望由科普教育角度使大家具備基改食品常識。

　　全世界第一個因基因改造食品造成危害的國家是阿根廷。1980年代末，由美國洛克菲勒基金會支持的一個龐大的基因改造計畫正式啟動。該項目的實施地點選中了阿根廷，阿根廷的人民也因此成為基因改造作物的第一批活體實驗國。阿根廷基因改造大豆革命，在不到10年的時間使這個國家的農業經濟徹底改造，阿根廷成了世界上最大的受孟山都公司控制的基因改造作物實驗場。機械化的單一種植大豆的農作方式迫使數十萬農民離開土地，出現大規模貧困和營養不良現象。在阿根廷，農作物農藥噴灑量從1990年的900萬加侖至目前的8,400萬加侖，已增加了九倍，然而，在這個南美洲國家存在著各種無視法規的現象，使人暴露在危險中。美國生物科技已使阿根廷成為了世界第三大大豆生產國，但化學物質的濫

用並未被限於大豆、棉花和玉米領域，他們已經汙染家庭、教室和飲用水，不受控制的農藥噴灑在全國引起嚴重的健康問題，阿根廷已經是欲哭無淚了！

　　阿根廷是一個活生生的例子，基改食品的為害已持續在全球引爆，很需要被所有人重視。本書可提供基改食品正確資訊，本書之能出版最要感謝五南文化事業與相關工作同仁，作者在此致上十二萬分謝意。

江晃榮　序於台北
2015年元旦

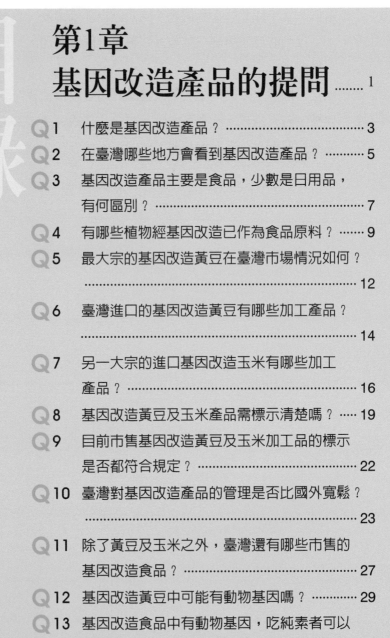

第1章
基因改造產品的提問 1

第2章
基因改造從頭說起 ················ 55

第3章
基因改造對環境爲什麼有害？ 119

第4章
爲什麼基因改造產品會對身體有害？

第一章

基因改造產品的提問

1
什麼是基因改造產品？

基因改造產品是指透過改造基因，也就是由別種生物（動植物或微生物）的基因（稱之為外來基因）移入特定生物來變更原有物種基因結構，並有效地使改造的基因表現出來的產品，以基因改造產品為原料進行加工所得到的食品叫基因食品；其實此一名詞翻譯自英語Genetically Modified Food（GMO），如果直譯叫基因改造食物，也叫轉基因食品。

基因改造產品依基因來源可區分為動物性基因改造產品、植物性基因改造產品及微生物性基因改造產品。

如果用生化的學術觀點來說，基因改造產品就是利用近代分子生物（molecular biology）技術，將某些生物的基因轉接到其他物種中，改造原有生物的遺傳物質，使其表現在形狀、營養價值、消費品質等方面，以符合人類的需求，有些可以直接食用，或者作為加工原料生產的食品，或者用以生產工業或醫藥等非食用產品。

提起基因改造，可聯想到1980年代曾拍攝的一部科幻恐怖電影「變蠅人」（The Fly），改編自同名短篇科幻小說。片中主人在進行一項能量訊息與物質傳輸法實驗時，誤將蒼蠅基因混入自己體內，自己慢慢變成了蒼蠅人。在漫長的變化過程中，他的人性逐漸消失，蒼蠅的習性逐漸增加：如倒吊爬行、唾液可以融化物體

3

等。由於蒼蠅的基因已混合入了人類的基因中，在此部電影第二集中，他的兒子從出生起就繼承了這個恐怖的基因改造，成年以後變成了「蠅人」。

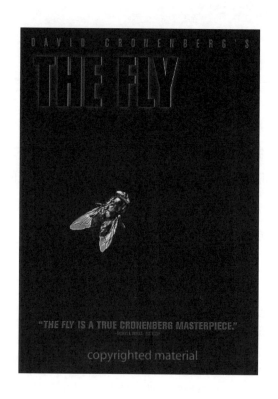

這是由於實驗失誤，導致人類基因改變的例子，但更多的科幻作品則敘述了人類主動的基因改造，甚至成為一種制度。那便是有種族主義之嫌的「優生學」了。科幻小說或電影的情節都在日後一一實現，基因改造只是其中一例而已。

2
在臺灣哪些地方會看到基因改造產品？

臺灣每年約進口250萬公噸的黃豆與190萬公噸的玉米，其中黃豆九成係基因改造，也有多種國內自行研發的基因改造動植物成果。國、內外所研發的基因改造產品包括有：食用植物如木瓜、香蕉、西瓜、甜瓜、苦瓜、番茄、青花菜、毛豆、水稻（有黃金米等）、馬鈴薯、南瓜、甘藍、油菜、甜菜、粟米、苜蓿，觀賞植物如菊花、玫瑰花、鬱金香、文心蘭、彩色海芋，非食用者有棉花等；基因改造動物如牛、豬、乳羊；基因改造水產生物如泥鰍、鯰魚、九孔、草蝦、鮭魚，以及觀賞用的螢光魚等。其中番茄、水稻、馬鈴薯、青花菜及木瓜等更已進入田間隔離試驗階段。

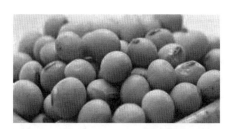

▲ 臺灣進口的黃豆有九成是基因改造食品

　　臺灣自行研發的一些基因改造生物目前還未核准商業生產，但經實驗室研發後向農委會申請進行田間試驗的基因改造產品卻在市

面上偷偷生產出售，市場上基因改造的大豆、玉米全數是由國外輸入，主要是美國。經農委會非正式之估計，國內目前進口的大豆有五成爲基因改造，玉米則有三成，但事實上，其比例比官方所公布的還要高很多。

在臺灣到處可看到基因改造產品，傳統市場上有標示者甚少，因此，上述所提及的食物原料在傳統市場到處可見，然僅有超級市場有標示者較多，且基因改造者誠實標示者並不多，反而是非基因改造者標示的產品日漸增加。

至於加工食品九成以上都是經基因改造，玉米罐頭、番茄醬、義大利麵醬等，以及市售標榜「生化」或「科技」的食品或便利商店所賣各種飲料及商品，其實大都是基因改造食品。在熟食方面，速食店的漢堡、薯條、湯及飲品等，也幾乎都是基因改造食品。而夜市或路邊小吃攤所販賣的食物，所使用的原料，基於成本考量，可能大部分皆會使用基因改造食品。可見，基因改造產品隨處可見，充斥在你我的周圍，且有可能是下一個食品安全的未爆彈。

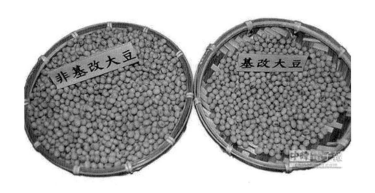

6

3
基因改造產品主要是食品，少數是日用品，有何區別？

基因改造生物在學術界已非常普遍，且技術已成熟，最早是以遺傳結構最簡單的細菌為對象，經基因改造的細菌早期用以生產醫藥品，如疫苗或藥物，之後應用在工業上，如化學工業與生化工業。近年來食品安全問題層出不窮，合法及非法食品添加物有幾十萬種，大家所能想到的顏色及味道都有，數量之所以如此龐大，也是由於有基因改造技術的緣故。

在發酵工業方面，有可作為發酵食品的菌種，或用以生產酵素、胺基酸、有機酸、維生素、食藥用酒精、溶劑等微生物，這些基因改造產品都不是直接食用，但也都間接有所關連，如疫苗或油漆、強力膠等。又如基因改造棉花也非食用，是製造衣物原料，棉籽榨油後則可供工業用或食用。

另有學術研究用或觀賞用途與消費者無關或是日用品，如基因改造動物（牛，羊，馬，貓熊，面臨絕種生物等），各類花卉、魚（紅龍，錦鯉魚及螢光魚等）、觀賞鳥或貓狗寵物等。

至於食用的基因改造食品相當多，如沙拉油、醬油、豆漿、豆干、豆腐等各種黃豆製品，以及玉米油、玉米片、麵包、糕點等，各種含有大豆與玉米成分的製品都可能含有基因改造成分，且經過基因改造的蔬果，外觀與一般蔬果沒兩樣，消費者很難辨識出來。

4
有哪些植物經基因改造已作為食品原料？

截至2013年，美國農業部已經批准生產的轉基因農作物有七大類35種，其中晚熟番茄5種，耐除草劑的大豆2種，增加月桂酸脂的油菜籽1種，抗蟲馬鈴薯2種，抗蟲和抗除草劑的玉米6種，抗病番木瓜2種。這兩種番木瓜，生長速率快、抗病力強。肉質好的基因改造兔、豬、雞也已經問世。

列舉通過臺灣衛生福利部食品安全審查的基因改造食品，如表1-1所示：

表1-1　衛生福利部審查通過的基因改造食品

項次	國際統一編號	種類	品名	申請者
1	MON-04032-6	黃豆	耐嘉磷塞基因改造黃豆	孟山都遠東公司臺灣分公司
2	MON-00810-6	玉米	抗蟲基因改造玉米	孟山都遠東公司臺灣分公司
3	MON-00603-6	玉米	耐嘉磷塞基因改造玉米	孟山都遠東公司臺灣分公司
4	SYN-BT011-1	玉米	抗蟲及耐固殺草基因改造玉米	臺灣先正達公司
5	SYN-EV176-9	玉米	抗蟲基因改造玉米	臺灣先正達公司

項次	國際統一編號	種類	品名	申請者
6	ACS-ZM003-2	玉米	耐殺草基因改造玉米	拜耳作物科學股份有限公司
7	DAS-01507-1	玉米	抗蟲及耐固殺草基因改造玉米	臺灣杜邦公司
8	MON-00863-5	玉米	抗根蟲基因改造玉米	孟山都遠東公司臺灣分公司
9	DAS-59122-7	玉米	抗蟲及耐固殺草基因改造玉米	臺灣杜邦公司
10	MON-88017-3	玉米	抗根蟲及耐嘉磷塞基因改造玉米	孟山都遠東公司臺灣分公司
11	REN-OOO38-3	玉米	離胺酸基因改造玉米	孟山都遠東公司臺灣分公司
12	ACS-GM005-3	黃豆	耐固殺草基因改造黃豆	拜耳作物科學股份有限公司
13	SYN-IR604-5	玉米	抗蟲基因改造玉米	臺灣先正達股份有限公司
14	MON-89788-1	黃豆	第2代高產量耐嘉磷賽基因改造黃豆	孟山都遠東公司臺灣分公司
15	MON-00021-9	玉米	耐嘉磷賽基因改造玉米	臺灣先正達公司
16	MON-89034-3	玉米	抗蟲基因改造玉米	孟山都遠東公司臺灣分公司
17	SYN-IR162-4	玉米	抗蟲基因改造玉米	臺灣先正達股份有限公司
18	DP-356043-5	黃豆	耐嘉磷賽及耐乙醯乳酸合成酵素抑制除草劑基因改造黃豆	臺灣杜邦股份有限公司

註：資料時間2013年

在臺灣正式核准作爲食品原料的基因改造作物最大宗的是黃豆與玉米，以抗蟲害（Bt系列）及嘉磷塞除草劑（Roundup Ready系列，即年年春）產品爲主，但在國外先經加工但沒標示爲基因改造作物原料者則不計其數。

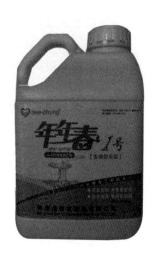

或許你會好奇，那臺灣在基因改造作物（Genetically Modified Crops, GMC）的發展現況呢？臺灣基因重組技術的發展已有二十多年的歷史，在十五年前新竹食品工業發展研究所即已發表利用基因重組技術開發出生產蛋白質分解酵素之商業化生產菌株。而致力於研究基因轉殖作物的單位，包括了：中央研究院、亞洲蔬菜中心、農委會農業試驗所，以及國立臺灣大學、中興大學等數所大學。研究成果，包括了：

（1）基因重組米類產品

中央研究院利用基因重組技術改良傳統米品種，使其離胺酸（lysine）之含量較傳統品種高。臺灣農業改良場亦利用此技術開發出抗蝗蟲害的稻米。

（2）基因重組水果、蔬菜及園藝類產品

　　農業試驗所與國立臺灣大學開發一系列的產品，包括有耐馬塞克（鑲嵌）病毒（mosaic virus）之芥茉葉及香瓜。中興大學開發出抗蛾害及耐高溫（diamond-back moth, heat tolerant）的花椰菜及包心菜；抗輪點病毒（potato ring spot virus）之木瓜品種。亞洲蔬菜中心開發出抗黑葉病（gray leaf spot diseases）之番茄品種。

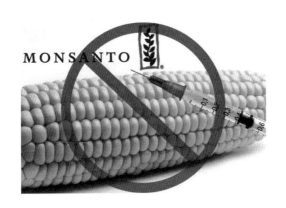

（3）基因重組魚類及動物產品

　　中央研究院利用基因重組技術開發出新品種的魚（sweet fish），增加生長荷爾蒙分泌而使成長速度加快；還有三倍染色體之牡蠣，比正常之牡蠣長得快而且大。國立臺灣大學飼養出一種乳羊，其所生產之羊乳含有氣喘抗原（asthma antigens）。

　　這些研究的標的與成果，多是將特性基因轉移到植物基因體中。與應用研究相關的，則有醫學或工業用外源蛋白質或酵素之基因，或防止植物老化、增加植物抗逆性（高鹽、乾旱、高溫、低溫等）及抗病蟲害特性等基因之研究。

5
最大宗的基因改造黃豆在臺灣市場情況如何？

依「美國黃豆出口協會」資料，臺灣一年的黃豆進口量約為250萬公噸，美國是臺灣最重要輸入國，每年約占65%到70%的比率。但臺灣每年自行生產的僅約200公噸，自產率不到1%，臺灣每人每年黃豆消費量高達11公斤，進口的只有很少比例是非基因改造，除了美國以外，其他的來源為巴西與阿根廷。至於中國的黃豆則屬於不准進口的800多項農產品之一，不過原物料上漲時，政府也曾經應國內油脂業需求，專案特准進口過中國黃豆。

臺灣雖然僅生產少量黃豆，不過未完全成熟的黃豆種子「毛豆」卻是重要食用農作物，更是外銷總值第一名的農產品。每年輸出量超過兩萬公噸，幾乎都賣到日本，出口總值達15億元。雖然毛豆每年生產數萬公噸，但卻不是大豆，臺灣本土黃豆的生產面臨國外基因改造黃豆低價傾銷，以及國內毛豆高價出口的雙層夾殺，造成許多農民不願意種植黃豆。

臺灣自行種植非基因改造黃豆在價格上無法與國外進口競爭，國外進口的基因改造黃豆是屬於飼料等級的，在歐美各地，飼料級黃豆不提供食用，而是做成飼料或榨油，榨油剩下的黃豆渣再拿去當飼料，餵食牲畜。

十年前在臺灣很少有基因改造黃豆，政府針對進口黃豆，將黃

豆除草劑的殘留量標準提高100倍，由於非基因改造黃豆在種植時需施用大量除草劑，而基因改造黃豆由於轉入其他生物的耐除草劑基因，除草劑農藥用得少，因而符合政府規定，反而助長基因改造黃豆的進口量，進口的基因改造黃豆主要食用族群是學校營養午餐和素食者，因價位便宜才會受供應營養午餐業者採用，黃豆又是素食業者主要蛋白質來源，基因改造黃豆才會成為素食者主食。

6 臺灣進口的基因改造黃豆有哪些加工產品？

黃豆中、下游加工食品有上千種，沙拉油是其中每日必用的產品之一。沙拉油是全世界產量最豐富且最為廉價的食用油，不管外食或在家料理食物，所有油炸品幾乎都少不了使用沙拉油。沙拉油是從大豆中提取的植物油脂，可製造風味良好的高級大豆沙拉油（soybean salad oil）、沙拉醬（mayonaise）、沙拉調味油（salad dressing），亦可經部分氫化，以製造穩定性良好的油炸專用油（如烤酥油）、人造奶油及起酥油，這些油都用在日常生活各類加工食品上，如麵包、餅乾及巧克力等。若經氫化處理過程，會產生對人體有害的反式脂肪酸，而用以製造沙拉油的黃豆為了減低成本，都是以基因改造的黃豆為原料。

黃豆還有一項加工產品就是醬油，純釀造醬油是以黃豆及小麥為原料，經發酵過程，六到八個月才能製成。市面上不經發酵的化學醬油約占有九成九以上的比例，其製造方法是用黃豆抽取沙拉油後的豆渣（俗稱豆餅），再加鹽酸分解而得。不論是用哪一種方法製造醬油，主原料都是黃豆，當然幾乎都用基因改造的黃豆原料。

日常生活中黃豆產品種類繁多，主要有素食用素肉，素肉就是大豆蛋白肉（soy meat alternatives），是由大豆蛋白、碳水化合物及其他原料製作成類似家畜肉類、家禽肉及魚類產品的食品。另

有豆腐、豆干、豆粉（全脂、低脂或脫脂豆粉），餐食補助品、代餐、優格、脆豆、含大豆之冷凍主菜及大豆飲料，大豆乳製品（soy dairy alternatives）：例如豆漿（豆奶）、大豆優格、大豆乳酪、大豆酸乳油（soy sour cream）和一些豆奶衍生物。還有大豆分離蛋白粉，可作成穀類大豆早餐、大豆湯類、大豆醬類及瓶裝的大豆添加果汁飲料，大豆中成分也是許多保健食品的原料之一。

許多新生物技術的大豆食品中都含有大豆組織蛋白（textured soy protein, TSP），經清洗、去皮、磨碎再經擠壓機所製成。大豆組織蛋白有動物肉類的風味與口感，可作為各類料理。

大豆醱酵食品較有名的有味噌、納豆及天貝，前兩者是日本傳統醱酵食品，味噌是由大豆、大麥、米、水、鹽和微生物所製成，製作過程與醬油類似；納豆則是以大豆為原料，利用稻草中的納豆菌發酵而成，含豐富的納豆激酶酵素，產品黏稠有細絲，又叫絲引納豆。天貝（tempeh）是印尼傳統醱酵食品，是印尼的納豆，為大豆包以香蕉葉，利用葉中根黴菌（*Rhizopus oligosporus*）發酵而成的食品。

大豆原料到處都可買到，有乾的全粒大豆、黑豆、烘炒大豆（又稱為脆豆並有不同口味），毛豆（edamame）是收穫八分成熟的大豆。

7
另一大宗的進口基因改造玉米有哪些加工產品？

玉米榖粒的主要成分是澱粉，與以米為主食的地區一樣，有些地區是以玉米為主食。在美國玉米是作為家畜飼料，由於基因改造玉米成本較低，所以飼料級玉米幾乎都是基因改造，美國玉米進口到臺灣後卻成為人吃的食物及製作加工食品用。

玉米可製作純度99.5%的澱粉及其他各類相關產品。米粉應是以米為原料，但因澱粉比米便宜，故市面上販賣的米粉多數以玉米澱粉為原料，一些醱酵產品如味精或酒也以玉米澱粉取代糖質原料。又因玉米澱粉便宜好用，故成為加工食品原料之一，玉米澱粉與水混合後再加溫與澱粉一樣會糊化，變得比較黏稠，因此在食品的調理上可用來當作增黏劑或增量劑。廣泛用在嬰兒食品、烘焙食品、甜點、肉加工製品、沙拉醬、濃湯及罐頭食品等。

日常生活中常使用的果糖糖漿原料也是以玉米澱粉為原料，高果糖玉米糖漿（high fructose corn syrup, HFCS）係一種代糖甜味劑，用澱粉經過酵素液化、糖化及異構化，並經過濾、脫色和濃縮等步驟而製成，1970年代生物技術興起後，利用酵素技術才誕生了高果糖糖漿。

第一代果糖含42%的果糖及50%的葡萄糖，其甜度約達蔗糖的90%。第二代果糖含果糖90%及葡萄糖6%，其甜度可達蔗糖的

160%。第一代果糖在低溫下常會有結晶情形，這是產品的現象，早期高果糖糖漿原料全部用玉米澱粉，所以名稱中才有玉米，後來有些改用馬鈴薯澱粉，雖然如此，用以生產果糖的玉米澱粉用量卻持續增加，主要原因是代糖糖漿需求量的成長，這兩種原料所用的澱粉都是較低廉的基因改造產品。

目前以澱粉製成的高果糖糖漿已廣泛用在冷飲如可樂、汽水、果汁、罐頭及冰、奶品等。糖果最外層包裝紙是不能食用的，但內層較薄可食用的為化工澱粉之一的修飾澱粉（modified starch），這是以物理或化學的處理方式改變澱粉的流變性，即成為修飾澱粉，種類很多，如醚化澱粉、酯化澱粉、氧化澱粉、預糊化澱粉等。經由此種方式可以改善原有的玉米澱粉流變性，或增加新的加工流性，除用在食品加工外，在紡織、造紙及製藥上也廣泛應用。

玉米胚芽中所含的成分以油脂類及蛋白質為主，所以由胚芽可以製取玉米油。玉米油所含的飽和脂肪酸極少，富含多元不飽和脂酸，有降低血中膽固醇含量的功能，具有獨特之香味，而且油炸之特性極佳，不易產生油煙，玉米油以烹調和配製沙拉油為主，約三成的玉米油加氫成為人造奶油。

基因改造玉米價格便宜，而且色、香、味俱全，所以用途廣泛，製作之食品種類很多，包括目前最熱門之早餐穀類食品及休閒食品，後者的市場很大，品牌與口味也多，玉米粒罐頭也是很普及且受歡迎的加工食品，玉米還可以當食材，如玉米濃湯、披薩、漢堡、烤玉米、水煮玉米等可說隨處可見。

玉米鬚茶是在養生保健熱潮中興起的飲品，傳統中醫玉米鬚又稱「龍鬚」，性平，有廣泛的預防保健用途。將玉米鬚放入鍋內加

適量水，煎煮1小時，取汁就是「龍鬚茶」。玉米鬚不僅具有降血壓功效，也具有止瀉、止血、利尿和養胃之療效。泡茶飲用每天數次，每次25～30克。在醫學臨床上玉米鬚可治療因腎炎引起的浮腫和高血壓。

　　一般人都知道沙茶醬，較少聽到或使用玉米醬，玉米醬是由甜玉米、水、糖、澱粉、鹽等原料所製成，利用玉米醬的料理有玉米蛋糕、蜜肉濃湯（原料為壕竹蜜，甜玉米醬及奶油）及海鮮濃湯等。

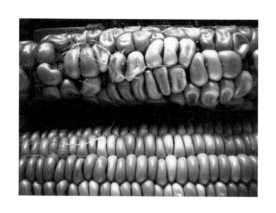

8
基因改造黃豆與玉米產品需標示清楚嗎？

臺灣的科普教育不夠普及，一般民眾對新科技的發展了解不多，衛生福利部曾於2000年9月委託蓋洛普公司進行過問卷調查，結果顯示，臺灣多數民眾對基因改造食品的生產原理缺乏了解，亦未強烈反對基因改造食品；在購買食品時希望有選擇的權利，也就是要求食品具有標示說明。

問卷進一步探討之內容為臺灣民眾對基因改造食品的認知度，對於基因改造食品有什麼好處或壞處的問題，有半數以上的民眾並不清楚。有68.1%的受訪者聽過基因改造食品，29.6%的受訪者則沒有聽過基因改造食品。交叉分析結果顯示，40～49歲（73.5%）、教育程度愈高的受訪者，聽過基因改造食品的比例亦較高。

在738位聽過基因改造食品的受訪者中，有54.3%並不清楚基因改造食品的好處為何；有20.2%的比例認為，基因改造食品沒有什麼好處；也有11.2%的受訪者認為，基因改造食品可增加產量。交叉分析結果顯示，女性（24.4%）受訪者認為基因改造食品沒有什麼好處的比例較高，男性（16.0%）受訪者認為基因改造食品可增加產量的比例較高。

至於基因改造食品的壞處，有67.3%的受訪者表示不知道；有

22.4%的受訪者認為,基因改造食品對人體健康會有不好的影響。交叉分析結果顯示,女性(26.7%)受訪者認為基因改造食品對人體健康會有不良影響的比例較高。

臺灣仿照美國的作法,基因改造食品的標示採自願標示與強制標示兩種,容許量5%,後修正為3%,自願標示於2001年1月開始實施,強制標示則尚未正式實施,以農產原料大豆與玉米開始標示;預計2015年6月起大豆與玉米包裝加工食品原料超過3%基因改造者開始實施,但不包括醬油、沙拉油、玉米油、玉米糖漿與玉米澱粉或蛋白質等食品。

依2001年2月22日衛署食字第0900011746號所公告基因改造黃豆及基因改造玉米為原料之食品標示事宜。食品如確有使用非基因改造之黃豆及玉米為原料,則標示「本產品使用『非基因改造』黃豆及玉米製品原料」屬符合規定(2002年5月20日衛署食字第0910031572號)。

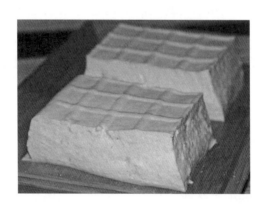

如黃豆或玉米為非基因改造且僅為產品原料之一,則其標示之行為應指原料成分中之黃豆或玉米,故「非基因改造」或「不是

基因改造」字樣應標示於成分欄中黃豆或玉米原料之後；食品如不是或不含黃豆、玉米原料，不得標示「非基因改造」或「不是基因改造」字樣，惟如有黃豆、玉米以外之已商品化之基因改造食品原料存在，則得標示上述字樣。故食品若使用該項原料且非為基因改造，得依前述原則標示「非基因改造」或「不是基因改造」字樣（2003年1月9日衛署食字第0910065718號）。

所以臺灣目前僅規定基因改造黃豆或玉米為原料且占最終產品總重量3%以上才須標示「基因改造」或「含基因改造」字樣，而散裝食品並未納入標示規範，法規只要求「包裝商品」標示，但民眾習慣在菜市場買豆干、豆腐，或在早餐店買豆漿、在速食店喝玉米濃湯，況且基因改造食品還有番茄、木瓜、馬鈴薯、稻米、油菜等多種食物。

近年來世界各地食品安全不斷出狀況，臺灣也不例外，所以食品管理法規在2014年初再經立法修正，也包括基因改造者。2014年1月29日修正基因改造食品原料須查驗登記，修正條文新增基因改造食品原料須進行健康風險評估，並查驗登記、發給許可文件，否則不可作為食品原料，許可文件有效期為1～5年。尚未辦理查驗的基因改造原料須於兩年內完成辦理，違者可處3萬元以上、300萬元以下罰鍰；修法也給予「基因改造食品原料供應來源及流向追蹤系統」法源依據。

目前市售基因改造黃豆與玉米加工品的標示是否都符合規定？

目前在市面上較常見的是在超商所販售的包裝豆腐與豆漿，若原料是非基因改造者即會有很大的字體標示，若是基因改造者其字體則偏微小，且是列在成分欄位上，有些大豆粒原料在包裝袋上也有標示，但怪異的是某些廠家的非基因改造的零售黃豆粒價位居然低於基因改造者，顯然標示有不實情形，其他常用大豆製品如一般豆漿是否為基因改造則無從得知。

這些在市面上商品有標示者一般皆為知名大廠，基因改造食品種類非常多，且有一些產品政府認為不需標示，例如醬油，依食品管理法規定，高級基因改造食材製品，因其於製成中已不含基因改造，所以不用標示，廠商的確符合規定，但經加工後產品就會喪失基因改造片段嗎？這是科技上應探討的問題，不可輕易就下結論。

所以市面上基因改造黃豆及玉米加工品的標示，表面上都符合規定，但實際上卻存在著許多應重視的問題。

10 臺灣對基因改造產品的管理是否比國外寬鬆？

在世界各國，基因改造食品均須接受嚴格的安全評估，才可在市面上出售。以生產最多基因改造農作物的美國為例，其基因改造食品是由食品藥物管理署（Food and Drug Administration, FDA）、環境保護署（Environmental Protection Agency, EPA）及農業部（United States Department of Agriculture, USDA）三個聯邦機構負責管理評估。臺灣則由國科會、農委會和衛福部分別在上、中、下游，就所管實驗室研究、田間試驗和食品衛生等方面，做安全評估的層層把關。基因改造食品須完全符合有關的安全評估，方可在市面出售。

美國政府認為，如果基因改造食品在組成成分和營養與原來的食品實質上不等同，就必須標示，若實質等同，則可自行決定是否標示，惟須遵守2001年1月17日公告之規範。美國政府亦認為無充分的科學證據證明基因改造食品比傳統食品不安全，採用的是「無罪推定」的策略，即若無法提出充分的科學證據證明基因改造食品是不安全的，就假設基因改造食品是安全的，沒有必要對基因改造食品的研究與商業化採取過多的限制。

美國對基因改造食品實行自願標示制度。自願標示是指法律並未規定必須對基因改造食品進行標示，對於實質等同於同類傳統食

品的基因改造食品，美國食品藥品管理局堅持採行自願標示制度。

　　基因改造食品在歐盟上市銷售，須經成員國和歐盟組識的批准。生產者或進口商若有意將含有基因改造食品成分的加工產品銷售進入歐盟市場，就須向該歐盟成員國的主管機構提出申請，由接受申請的主管機構對其進行初步的風險評估。若基因改造食品符合該成員國所規定的標準，該成員國就可通過歐盟委員會告知其他的成員國，當其他成員國無異議之後，就可在歐盟市場銷售。但若其他成員國提出反對意見，歐盟「食品科學委員會」就會應歐盟委員會的要求對該基因改造食品進行審查。為了確保消費者的「知情權」和「選擇權」，以及便於進入市場的基因改造食品在各個階段均能被追溯，歐盟對基因改造食品實行強制標籤制度。

　　為能夠在確定基因改造食品對人類健康或自然環境存在無法預測的危險時，有能力撤回已上市的基因改造食品，歐盟創設了基因改造食品追蹤制度，也就是說從生產到流通全過程追蹤食品的能力。基因改造食品在歐盟也禁止冠上「有機」（organic）名稱。

　　歐盟自1998年起，即規定所有基因改造食品均須加以標示。其後，歐盟又補充規定自2000年4月起，食品內含超過1%基因改造成分的加工食品需加以標示。

　　澳洲及紐西蘭於2000年12月7日公告強制標示規範，一年後實施，採取1%的容許量。

　　日本則自2001年4月1日起，採取5%的容許量，30類指定的食品中若含有基因改造成分，就須標示。不過，對於檢驗科技無法檢測出新基因或蛋白質成分的精製加工食品（如油及醬油），則不在管制之列。對於基因改造食品的監管傾向於生產過程的管理，與美國和歐盟的鮮明態度相比，日本則是採取了一種較為折衷的態度。

日本政府對食品安全通過制定法律、法規和發布相關公告、準則，建立了基因改造食品安全性審查制度。申請者向食品保健部監視安全科提出申請，再由藥事、食品衛生審議會根據安全性審查準則與最新科學知識進行審議，審議結果由官方報紙公布。為了區別生產流通管理制度，日本也有農產品或原材料管理體系，該體系允許分批處理農產品或將一種農產品與其他農產品進行分離，並規定必須對非基因改造原料的生產及流通進行分離管理。日本政府亦規定，基因改造農作物的開發首先要在封閉環境中實施，其次，實驗室開發出來的基因改造改造作物必須在田間種植和上市流通之前，對其環境安全性、食品安全性和飼料安全性進行認證，方可進行田間種植和製成食品。對已通過日本改造農作物安全性認證的大豆、玉米、馬鈴薯、油菜籽、棉籽五種農產品及以這些指定農產品為主要原料，加工後仍然殘留重組DNA或由其編碼的蛋白質食品，制定了具體標示方法，並對無需標示的加工食品，以及不得出現在食品標籤上的用語進行了規定。

南韓農林部亦宣布自2001年3月起，基因改造的玉米、大豆及豆芽均須加以標示。

中國大陸對基因改造食品安全問題沒有專門的立法，而多是以部門規章和行政法規的形式進行規定，這些法規、規章往往具有臨時性和應急性，難以對基因改造食品安全問題進行全面性的規定。中國大陸基因改造食品安全管理主要由農業部負責，農業部頒布條例、辦法等規定對基因改造食品安全進行約束，並對新的基因改造食品進行審查，但是衛生部、科技部及國家環保局都與基因改造食品安全管理有關，出現了多頭馬車問題，且各部門的協調性不高，使基因改造食品安全管理未能形成一個統一協調、全面有效的管理

機制。

　　臺灣依食品衛生管理法第十四條，經中央主管機關公告指定之食品（譬如基因改造食品）應經中央主管機關查驗登記並發給許可證始得製造或輸入。衛生署邀請學者專家組成委員會，依據公告之「基因改造食品之安全評估方法」對基因改造食品的製程及產品本身均分別進行安全性評估，其評估之重點包括產品的毒性、過敏誘發性、營養成分及抗生素標示基因等相關資料。臺灣目前僅規定基因改造黃豆或玉米為原料且占最終產品總重量3%以上，應標示「基因改造」或「含基因改造」字樣，過於寬鬆，應仿效歐盟修訂為不得逾0.9%或紐西蘭、澳洲不得逾1%的標準，除從嚴把關之外，並擴大對黃豆及玉米之外的食物品項，如番茄、木瓜、馬鈴薯、稻米、油菜等基因改造作物納入規範。

歐盟基改食品規範	1997-2000就推出四個法規 2003年修訂出三法規
Regulation No 1946/2003 of the European Parliament and of the Council of 15 July 2003 on **transboundary movements** of genetically modified organisms （進出口 **20條**）	
Regulation No 1829/2003 of the European Parliament and of the Council of 22 September 2003 **on genetically modified food and feed** (風險評估與審核 **49條**)	
Regulation No 1830/2003 of the European Parliament and of the Council of 22 September 2003 concerning the **traceability and labelling** of genetically modified organisms and the traceability of food and feed products produced from genetically modified organisms and amending Directive 2001/18/EC （可追溯與標示 **13條**）	
Directive 2009/41/EC of the European Parliament and of the Council of 6 May 2009 on the **contained use** of genetically modified **micro-organisms**. (基改微生物封閉使用 **23條**)	

11

除了黃豆及玉米之外，臺灣還有哪些市售的基因改造食品？

全球基因改造作物以黃豆、玉米、棉花為最大宗，種植面積有80%以上的黃豆、40%以上的玉米及85%以上的棉花是基因改造作物。

臺灣生產的黃豆與玉米數量非常少，須仰賴進口，多數是基因改造。目前政府正式核准進口的基因改造食品包括52件玉米及12件黃豆，但基於強制標示是個爭議的課題，加上走私進口及自行研發者，其實基因改造食品充斥市面，由於無人檢舉與政府缺乏人力一一採樣檢驗，所以沒標示也無人理會。

強制標示與否其實涉及「消費者知的權利」與「企業之商業言論自由」二者之間的衝突。美國FDA衡量後之決策，認為有必要限制消費者知的權利以保障業者之商業性言論自由，最主要的理由為，並沒有確切之科學證據證明基因改造食品是有害的，故FDA並無權要求強制標示，美國法院亦曾表明見解，認為強制標示之立法可能違反憲法保障之商業性言論自由，但在自願性標示方面，美國FDA為兼顧消費者及業者雙方之權益，草擬訂定一套指導方針，以確保基因改造食品之業者不會濫用言論自由，而以錯誤標示誤導消費者。

在此種心態之下，大多數政府官員的態度是基因改造食品可大膽吃也不會有害，到底臺灣基因改造食物有多少種類在市面流通也難以有正確的資料。

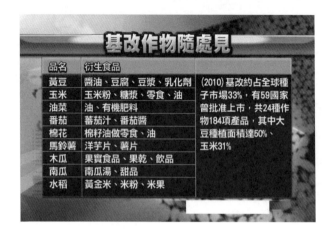

基改作物隨處見

品名	衍生食品	
黃豆	醬油、豆腐、豆漿、乳化劑	(2010)基改約占全球種子市場33%，有59國家曾批准上市，共24種作物184項產品，其中大豆種植面積達50%、玉米31%
玉米	玉米粉、糖漿、零食、油	
油菜	油、有機肥料	
番茄	蕃茄汁、番茄醬	
棉花	棉籽油做零食、油	
馬鈴薯	洋芋片、薯片	
木瓜	果實食品、果乾、飲品	
南瓜	南瓜湯、甜品	
水稻	黃金米、米粉、米果	

12
基因改造黃豆中可能有動物基因嗎？

現今的基因改造技術已趨成熟，在控制的實驗環境下，各生物間基因移植已非難事，人有豬基因，豬有人基因，豬頭豬腦已不能使用在罵人，基因的混雜才是事實。目前美國有60%以上的農作物都是基因改造的，是否實用則是另一回事，大部分的基因改造作物都帶有兩個最基本的改造基因：一是Bt基因，提取自細菌會產生殺害蟲的毒素，對動植物本身有無影響則仍是個爭議的議題。另一是抗殺草劑基因，來自沙門氏菌，是一種會引發人類急性腸胃炎的細菌。其他生物的基因當然也可能轉入植物，所以植物中含動物基因是很普遍的。

以番茄為例，基於番茄是很容易遭受寒害的作物，科學家希望藉由基因改造的技術來減少耕種時的損失並延長耕種時間，所以美國一家生技公司，將北極某種魚類體內專門製造抗凍蛋白質的基因轉殖到番茄內，也有科學家將比目魚的基因轉殖到草莓，都是為達到抗凍目的，所以「魚番茄」、「毒蛇玉米」、「肝臟黃豆」等並非科幻。

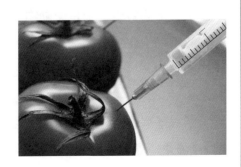

13

基因改造食品中有動物基因，吃純素者可以吃嗎？

基因改造食品中有動物基因，是「葷」或「素」？這已非科技問題，而是宗教與哲學問題。

首先要問的是吃純素者的動機是什麼？不殺生嗎？這又牽涉到生命的定義，難道只有帶紅色血液的陸上動物才有生命嗎？其實植物與微生物生命不但比動物強、活得甚且更久，吃植物就不算吃生物嗎？再者吃純素者若生病吃藥，某些包以膠囊的藥物，膠囊成分就是來自牛與豬，吃純素者是不是時常吃下動物成分呢？

因此，心態是最重要的，修道在修心，與吃進口中之物種類無關，更何況動物是別人宰殺的，又不是消費者，當基因改造技術出現後，「葷」與「素」的界線已遭打破，食物分類的概念需重新定義，因此，吃純素的佛教徒會吃到含有動物性蛋白的「植物」，不吃豬肉的穆斯林也會攝取到含有豬隻基因的基因改造食品！

宗教上的殺生必須是使動物的命根完全斷除，而動物基因並不等同於動物生命，動物基因移入植物體內而被人攝食，是不會引起植物痛楚的。另一值得討論的議題是，原始佛教有教導信眾吃純素嗎？

所以基因改造植物所引發「葷」與「素」課題單純只是觀念而已，含動物基因的黃豆依不同看法可能是「葷」，也可能是「素」。

14
有經基因改造動物的肉類嗎？

　　已有許多經基因改造動物的肉類，但經正式核准上市者很少，其中最具爭議的是複製牛的牛肉及牛奶。複製牛在概念上與基因改造是雷同的，都需經由基因移植（gene transfer）步驟，所以複製牛也是廣義的基因改造。

　　美國食品藥物管理局經過長達五年的研究調查，認為經基因改造的複製動物做成的食品，安全無虞，已立法核准出售，美國的肉類、牛奶及漢堡，很可能就是經基因改造複製牛的食品，且經過科學方法控管養育的基因改造複製牛、羊，品質會更好，理論上來說，這樣生產的肉，味道會更好，牛排肉質也會更好吃，而且脂肪少。

　　英國政府也在2010年宣稱，根據調查研究，基因改造複製牛的牛肉與牛奶對人體健康安全無虞；這是依專門針對新食品安全進行調查的獨立機構——新奇食品與加工諮詢委員會（Advisory Committee on Novel Foods and Processes, ACNFP）報告，專家認為，基因改造複製牛與一般牛的肉與奶，品質沒有差異。同時，對於複製牛的牛肉可能引發過敏、毒素及可能的副作用，經調查，並不需要特別關注。ACNFP已證實基因改造複製牛與其下一代的牛肉和牛奶，與傳統的牛肉與牛奶沒有重大差別，因此，不可能對

食品安全帶來威脅，依據過去的經驗，ACNFP認爲安全無虞的食品，獲得上市販售核准後也未發生問題。

但近來又傳出在美國與英國市場上販售的牛肉可能是死牛的基因改造複製而來，也就是這些牛隻又是從死牛身上採集的基因改造所複製而來的生命，不但違反倫理及靈性法則，安全上也令人質疑，但這些牛肉在經過切碎、混合、壓擠，再用紫外線照射及包裝之後，牛肉的來源早已難以分辨，做成的漢堡也與傳統牛肉原料無異。

美國政府雖宣稱基因改造複製牛的乳品與牛肉安全無虞，但由於基因改造複製牛常出現畸形或早產情況，也有人認爲，基因改造複製牛產品會讓動物疾病傳染到人類身上，因此民眾對基因改造複製牛相關產品還是存有疑慮。據現行歐洲法律，基因改造複製動物生產的食品，販售前也須通過安全評估並取得許可。

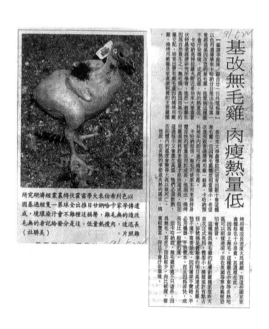

所究研組業農特伏霆富學大來伯奈到包以因基過經雙一第球全出推日廿的哈卡家學傳遺成，境環染汁會不難種這稱譽，雞毛無的造改毛無的者記結醫分是這，低量熱瘦肉，速迅長（社聯美）　片照雞

基改無毛雞 肉瘦熱量低

人造牛肉與基因改造牛肉是不同的，全世界第一個人造牛肉做成的「科學怪堡」（Frankenburger），已於2013年7月在英國倫敦亮相，這是從牛的組織取出幹細胞，培育出140克的人造牛肉，成本高達25萬英鎊（約新臺幣1,150萬元）。

目前有70%的農業生產力用在生產家畜肉，若不尋找肉類替代品，將來的肉價會越來越高，甚至變成奢侈品，基因改造肉是其中一個方向，研究人造牛肉的研究則是另一思考模式。

研究人員從母牛的肌肉組織取出幹細胞（stem cell），培育出肌肉組織，再拉扯成肉條擴大體積，將3,000根肉條絞碎後加入200片人造動物脂肪，混製成漢堡肉，據了解，這種人造肉表面是暗灰色的，摸起來觸感滑溜，像魷魚或干貝，製作過程費時又耗成本。從幹細胞到人造肉成品只要花費六週，預估2020年左右就能上市。由於從牛身上取出的幹細胞可培養成100萬倍的牛肉，可減輕畜牧業所需的土地、飼料等負擔。

1970年代興起的生物技術是以所謂遺傳工程與組織培養為核心，再融入其他技術（如酵素，細胞融合與傳統發酵等），隨著生物技術不斷地進展，衍生了許多新的領域與新生技產業。英國科學家於1981年由老鼠分離出胚胎幹細胞（embryonic stem cells, ES細

胞），但人類幹細胞的研究發展一直很緩慢，主要是由於倫理問題與技術上未能突破的原因。直到1998年之後，才陸續有人類幹細胞研究論文發表，也成為全球注目課題。當人類基因解碼工作有了初步成果，再生醫療及基因治療已是生物醫學重要領域的二十一世紀初期，幹細胞也悄然演變成重要生技產業。

1997年複製羊的出現是幹細胞研究的轉振點，由於人類對細胞分化與細胞週期有了更深入了解，使得原本認為高等哺乳動物經由無性生殖複製成為可能，更進一步藉由幹細胞與再生醫學能達到器官修復、抗老化，甚至不老長壽的目的。

幹細胞是未分化的細胞，指的是一群尚未完全分化的細胞，具有分裂、增殖成另一個與本身完全相同的細胞，而且也可以分化成多種特定功能或組織的細胞，可說是萬能的細胞，可分化成各種臟器，人造肉是以幹細胞技術製成的，與基因改造牛肉不同。

基因改造食用魚已成功了嗎？

基因改造鮭魚（aquadvantage salmon）是第一個基因改造食用魚成功的例子。鮭魚，又稱大馬哈魚，或三文魚。普通鮭魚需要三十個月才能成熟，但基因改造鮭魚只需十六個月至十八個月，縮短一半時間。

鮭魚的研究可追溯至二十年前，當研究人員凍結水箱中的紐芬蘭（Newfoundland）比目魚的時候，發現魚居然活了下來。進一步研究，使科學家發現一種「抗凍基因」，這是冷水魚類DNA的一段所謂抗凍基因。最初，科學家希望利用該基因開發出大西洋鮭魚可以在冰冷的加拿大水域養殖。由於基因改造技術的進展，之後發現該基因還控制生長速度。

鮭魚基因改造技術係經美國生物科技公司Aqua Bounty Technologies研發成功，美國FDA曾考慮批准通過基因改造鮭魚供人食用。Aqua Bounty Technologies公司一直堅稱基因改造鮭魚對人體健康無害，並保證將基因改造鮭魚與非基因改造鮭魚隔離放養。

鮭魚卵一旦注射了欲改變的基因，鮭魚天然激素的分泌比正常狀態快一倍，這一發現曾申請專利。Aqua Bounty Technologies技術持有者得到FDA的許可開始生產基因改造鮭魚。

就基因改造技術而言，魚比其他大多數動物具有更大優勢。鮭

魚可以排出成千上萬的卵，不需通過母魚逐個生殖，可大大簡化了人工培育時植入和培養作業。

早在二十世紀1990年代，科學家即在大西洋鮭魚植入抗凍基因，事實上是創造了一個新物種。幾個世紀以來，人類一直在嘗試創造食物混合，生物技術的基因改造是一個更具威力與精確的雜交方式，可形成一個更短的時間與過程就可以讓鮭魚快速生長，或使小麥更能抵抗疾病，增加米麥的營養價值，所以不應去譴責或害怕此一新技術，反而需要用來突顯技術及環境的優勢。

就鮭魚而言，在美國生產基因改造鮭魚，將減少捕撈魚類食物，減少對運輸能源的耗費。由於基因改造鮭魚必須在內陸嚴格的規程下養殖，因此任何汙染的產品可以快速、方便地追溯到生產源頭。

在FDA表示初步同意的態度後，一些國會議員立即指責這一決定，其中包括了提出完全禁止基因改造鮭魚提案的阿拉斯加州民主黨參議員Mark Begich、阿拉斯加州共和黨參議員Lisa Murkowski和華盛頓州民主黨參議員Patty Murray都是該項提案的共同發起人。而阿拉斯加是世界上最大的野生鮭魚出產地之一。基因改造鮭魚被比喻為「科學怪魚」，科學怪魚充滿未知因素且毫無存在必要。如果批准將其作為一種動物用藥，則意味著將其納入食品供應的道路已無阻隔。

許多人認為對基因改造鮭魚的任何批准決定都將嚴重威脅野生鮭魚種群，因為基因改造鮭魚的生長速度比野生鮭魚快出兩倍，且需要更多的飼料，科學怪魚是一項完全錯誤的政策決定。

Q 17
利用基因改造棉花製成的衣物已在市面流通了嗎？

其實早就有了，而且一般棉花農場所用的有毒農藥非常多，這是因為棉花不是食品，所以政府並沒有限定有毒農藥的用量，因此，農人們可以任意噴灑農藥。Bt基因改造棉花原先是研發拿來對付蟲害，因在棉種中植入一種叫作「蘇力菌」（*Bacillus thuringiensis*, Bt）的黃豆抗蟲害基因而得名，這是由美國生物科技公司孟山都（Monsanto）所製的基因改造棉花，蘇力菌含有Bt-毒蛋白的天然殺蟲毒素，在二十世紀末被引進印度，當時因解決了1,700萬印度棉花農民的蟲害噩夢，也因為如此才有「神奇產品」的稱號。

基因改造棉花曾被視為印度農民的救星，但是幾年後產生了健康和財務問題。目前印度的農民已不再使用殺蟲劑，也不再種植基因改造棉花。傳統上大多數的印度農夫長期以來並沒有將棉花視為經濟作物，而基因改造棉花的引入卻發生改變，1980年代末，由於印度鬆綁經濟保護政策，開始鼓勵農民轉型現代農耕，如雜交種子、使用肥料和殺蟲劑，讓印度成為世界上棉花等農作物品的重要出口國。雖然一開始棉花產量很高，但隨後雜交種的蟲害和疾病問題立即湧現。為此農夫為了收穫一次棉花，需除蟲滅菌至少30次，因而負債累累，在這種背景下，能減少使用農藥以節省成本的

基因改造棉花便成為當時印度棉農的唯一希望。所以印度在2005～2007年間，基因改造棉花的種植面積從3,100英畝增至14,400英畝。但事實上印度農夫並沒有如該公司所宣稱的可以得到很大的產量及收益。

使用基因改造棉花的結果也產生了後遺症，2006年瓦爾加爾區的一些村莊超過1,800頭羊死於類似病兆，根據徵狀和驗屍結果推斷是死於嚴重中毒，同時暴露於基因改造棉花的上百名農夫也引發氣喘症狀。

傳統棉花種植是留種耕種，也就是收穫後留下一些種子下次使用，但基因改造棉花種子無法繼續耕種，農民只能以作物收成借貸，向中間商購買基因改造棉花種子、肥料和殺蟲劑。一旦因氣候因素歉收，農民們就會陷入負債的困境。雖然過去也都有這種財務問題，但因基因改造棉花的種子特別貴，農民虧損的情況更為嚴重，錢都被提供基因改造棉花種子的公司賺走了，惡性循環之下農民生活愈困苦。

最初在印度政府鼓勵之下，類似的廣告鼓勵印度棉農採用基因改造棉花，而基因改造棉花確實也曾短暫為農民帶來較高收入。農民信任基因改造作物，然而，在經歷幾季的栽種之後，就開始發生悲劇。在引進基因改造棉花之前，業者告訴農民改種基因改造棉花，保證產量將增加三倍以上，而且棉花不再有疾病，但棉花黃化捲葉病毒卻依然存在，後來也產生新的疾病，且殺蟲劑不再管用，而棉花產量亦逐年下降。

美國販售的基因改造棉花不僅不如預期中能夠抵抗疾病，種植成本還比傳統棉花高兩倍，基因改造棉花不適合在印度這種容易有缺水問題的地區耕種。

基因改造棉花更出現了危害其他植物或環境的情形，使用基因改造棉花粕餵牲畜卻導致動物生病。後經政府大量試驗的結果，基因改造棉花並沒有比傳統的好。但基因改造棉花種子成高成本、低利潤，反而使得農民負債。

　　如果大家不買基因改造棉花衣物，改穿有機棉布所製成的衣服，也等於是幫助停止汙染環境。除了有機棉之外，也可以考慮選用以綠色環保原料製成的衣服。

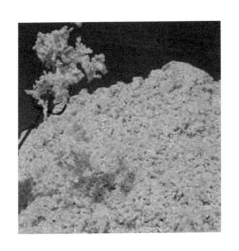

18
基因改造棉花種子榨成的棉籽油與臺灣食品安全有何關連？

2012年10月，臺灣爆發了假橄欖油事件，知名食用油大廠大統長基食品公司販賣的「100%特級橄欖油」，用低成本食用油混充，經化驗確認後，業者最初強調是製程中管線汙染造成；2013年6月衛生局再接獲檢舉抽驗，8月檢驗結果發現成分與純橄欖油不同，才報請檢方偵辦。

大統長基食品公司，製造販售的「100%特級橄欖油」標榜100%是由西班牙進口的橄欖油製成，卻遭衛生單位驗出橄欖油含量竟不到50%，多以較低成本的其他食用油混充，再以色素調色成「橄欖油」。之後又檢驗大統相關油品添加棉籽油、銅葉綠素，棉籽油若製造技術不純熟，可能產生棉酚（Gossypol，存在於棉花的棉籽及棉根皮中的多酚類物質），棉酚會殺死精蟲，且為不可逆傷害，更何況棉籽油的原料棉花幾乎是基因改造的。

油商亂加棉籽油，引發國人恐慌，臺灣每年進口了5～6千多公噸的油渣餅，政府卻無法交代油渣餅去向，作為飼料的棉籽酚有限量標準，政府卻從未抽檢過。

近年來臺灣粗製棉籽油與棉籽油渣餅的進口量大增，粗製棉籽油達3,000多公噸，棉籽油渣餅2012年更暴增至5,000多公噸。商人將棉籽油渣用作飼料或肥料，進入食物鏈，從農作物或肉品再回到

人體之中。

　　如果飼料中有具生殖毒性的棉籽酚殘留，從食物鏈觀點，確實可能進入到人體，政府不僅應訂出飼料殘留標準，更應訂定各種肉類的殘留標準，積極檢測肉品中的棉籽酚含量。

　　2012年澳洲棉籽豐收價格便宜，所以業者從澳洲進口5,100公噸棉籽粕，取代飼料中的蛋白質原料，或作為菇類培植太空包肥料使用，2013年1〜8月整體進口量超過3,500公噸，各國的家禽、家畜飼料都允許使用棉籽粕，其中家禽約添加棉籽粕2〜3%，反芻動物約可添加至10%，都無損畜禽健康與畜禽產品安全。臺灣規定飼料中的棉籽酚不得超過0.04%，不過，過去抽檢飼料時，以藥物殘留、蛋白質含量為主，因為棉籽油渣餅的量極少，因此沒有抽檢棉籽酚。

　　棉籽油渣油脂含量已低，但因其富含高纖、蛋白質，擔心有不肖業者用其做餅乾原料。

　　棉籽油在提煉過程中，若技術不夠純熟，無法將棉酚去除，而棉酚具有毒性，在1970〜1980年代，中國、非洲、巴西等國，曾將純棉酚用來作為男性避孕藥，主要是殺精、精蟲數目減少、活動力低，除了棉酚外，棉花種植過程中所使用的晨藥殘留，以及基因改造棉花的問題也是需要討論的課題。

　　1998年世界衛生組織認為棉酚作為男性避孕用途，會造成不可逆現象，就算停用也無法回復，因此連避孕用途也禁用。而臺灣這次事件的疑慮是，根本不了解業者所摻的棉籽油製造技術如何，或是添加多少，因此，健康疑慮堪憂。

　　有人認為棉籽油經脫膠、脫酸等精煉製程後，以目前製油技術來說，幾乎可去除棉酚殘留，且棉籽油若沒精煉會太濃稠，根本無

法食用，現歐盟、聯合國食品法典委員會均無訂定棉酚殘留標準，國內亦無。而有人卻認為棉籽油具毒性、屬劣質油品，先進國家很少拿來食用，且棉籽油成本雖低，但精煉成本高，若大統因混充棉籽油賺暴利，精煉過程令人憂心。棉酚曾被中國當成男性避孕藥，中國研究顯示，棉酚在人體內代謝約五至十二天，一般藥物頂多一天，歐盟連棉酚的每人每日可接受攝取量都沒訂定，代表根本不該讓人吃，政府應速訂棉酚殘留標準，杜絕不肖業者鑽漏洞。

　　國內進口的六成棉籽油流到不知名業者手上，經調和後賣到夜市、自助餐、小吃店。臺灣油品訂有國家標準，但衛福部竟未定期抽查，長期縱容業者。

　　棉花籽榨出來的油，因含棉酚、具毒性，屬劣質油品，原產地是美國、尼加拉瓜等，先進國家很少用於食用油，僅少數國家使用，棉花籽含棉酚，具生殖毒性，若製油精煉過程不佳，殘留棉酚，食用會傷害精蟲，臺灣目前沒禁用棉籽油，也沒訂定棉酚殘留標準，完全仰賴業者製程把關，形成管理漏洞。

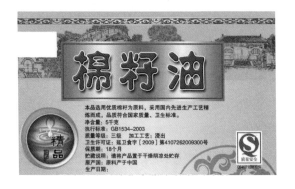

19

消費者如何辨別食材是否經基因改造？

一般而言，基因改造食品消費者是不易辨別的，必須在實驗室化驗才知，不過有些業者依經驗有由外觀初步判斷法，但也只能供參考用。

基因改造大豆：圓形、滾圓。表皮有較大黑臍邊，肚臍為黃色或黃褐色，每顆豆大小差不多，製成豆漿顏色偏黃，其他豆加工品，包括豆腐也都偏黃色，用水浸泡三天不會發芽，而僅是膨脹而已。非基因改造大豆較為橢圓，有點扁。臍邊顏色與表皮相近而看不出，製成豆漿顏色為乳白色，用水浸泡三天會發芽。

基因改造玉米：甜脆、飽滿、體形優美、頭尾顆粒較為對稱。

基因改造馬鈴薯：表面光滑，坑洞少而淺，削皮之後，呈渾圓美麗表面。非基因改造馬鈴薯：外觀較難看，一般顏色比較深，表面坑洞多，表皮顏色不規則，削皮之後，表面顏色很快會變深，皮內側為白色。

基因改造胡蘿蔔：表面較光滑，一般是直的，尾部有時比中間還粗，頭部是往內凹的。非基因改造胡蘿蔔：表面凹凸不平，一般不太直，從頭部到尾部是從粗到細的。且頭部是往外凸出來的。

基因改造番茄：顏色鮮紅，果實較硬，不易裂果，放久也不易腐爛。

20
如何檢驗食材是否經基因改造？

檢驗食材是否經基因改造可檢測作物或食品中經改造的外來基因是否存在，或是檢測改造後基因產物如蛋白質著手。檢驗改造基因所產生的蛋白質目前主要是採用酵素標幟免疫活性分析（Enzyme-linked immunosorbent assay, ELISA）法，一般驗孕試劑產品也是用此方法，對於以基因改造食材的加工產品而言，此方法誤差較大，所以檢測基因改造的DNA是較好的方法。

目前常用的是聚合酶連鎖反應（polymerase chain reaction, PCR），是一種分子生物學技術，用於擴增特定的DNA片段，能定性及定量偵測基因改造作物。

PCR技術應用很廣，到醫院健診常用到的方法之一，也就是可由臨床檢體、尿液、血液等處的樣本進行某些細菌、黴菌、寄生蟲、病毒等的快速檢測工作。PCR亦可用在癌症的診斷和治療效果的偵測。

刑事案件的鑑定也常用到此技術，即藉由比對被害人身上的他人血跡，或現場所殘留的蛛絲馬跡，法醫人員很簡單的就能利用此技術從幾個嫌疑犯中找出原兇。現也廣泛用於性侵案的證據。

每個人身上所帶的遺傳密碼不同，經過PCR放大的DNA片段大小，也會有所差異。DNA大小排列的模式在電泳膠片上，每個

人都是獨特唯一的，就像我們的指紋一樣。所以在被害人身上採取到兇手的血液、毛髮等，經過PCR及電泳分析DNA片段大小排列，就可以用來鑑定兇手身分。

　　PCR除了用於刑事案件，同樣的原理，也可用於比對親源DNA的相同處而得知身分，近年很熱門的親子爭遺產或是婚外生子等也是藉此技術來檢測。

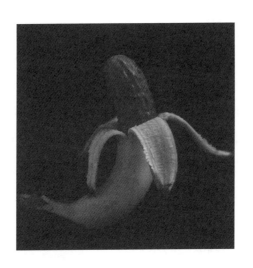

21
什麼叫水果密碼？能看出水果是否經基因改造嗎？

「水果標籤」會有幾個數字，它除了告訴消費者水果名稱與主要產地之外，還標示出選購的水果是屬於哪種方式生產的，這就是水果密碼。

進口水果的標籤。一般來說，在標籤的最下方一般印有出口國的名稱，中間的英文字母標明水果的名稱，最上方的英文字母標示的是出口企業的名稱。在每一標籤的中間一般有4或5位阿拉伯數字。傳統方法生產的水果標籤：四個數字，數字開頭為4；有機方法生產的水果標籤：五個數字，數字開頭為9；基因改造的水果標籤：五個數字，數字開頭為8。超商蘋果如果標籤是4922，代表這是一個傳統的蘋果，有使用除草劑等農藥和化學肥料種植的。如果標籤是99222，是有機的，可以安全食用。但如果標籤是89222，那就是經由基因改造的。

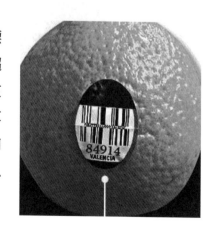

22

有機蔬果與非基因改造蔬果有何不同之處？

將蔬果分為兩大栽種方法就容易了解，一種是基因改造與非基因改造，另一種是有機方法與傳統方法。傳統方法栽種的品種可能是基因改造，也有可能是非基因改造，而有機方法栽種的品種可能是基因改造，也有可能是非基因改造，換句話說，有機或傳統是指生產方法，而基因改造或非基因改造則是指品種，也就是種子的基因是否經改造。

嚴格來說，臺灣並沒百分百典型的有機蔬菜，一般人認為只要不施用農藥就叫有機，這是錯誤的觀念，在先進國家有機認證比臺灣要求高，目前臺灣有機認證的條件為土壤需休耕三年並採自然農法栽培，外國需休耕七年，需有乾淨的水質與空氣，不使用化學肥料，化學殺蟲劑與農藥或生長調節劑，不能在飛機航道下，不得以基因改造法改變生長，以及專業認證機構輔導認證等。

所以用以上的條件所種出來的蔬菜，在臺灣叫有機蔬菜。一般而言，由於臺灣土地狹小且酸化嚴重，有機蔬菜只需休耕三年即可參加政府機關或政府機構輔導認證的團體認證。種植出來的與國外休耕七年有機認證的標準相差太遠，更何況是所有號稱有機者，都有依規定休耕三年嗎？

臺灣水質及空氣汙染都很嚴重，農地小且相連，一小區不用

農藥及化學肥料並不代表不會含農藥及化學肥料，因鄰近農田使用的農藥及化學肥料會隨風飄散，水路也相通，而認證亦無公信力，連政府最高認證的CAS產品都有抗生素及農藥，民眾已不再相信任何認證了，有機蔬果價位又高出二、三倍以上，是否合算頗令人質疑。

　　一般而言，如果沒有經過專業有機認證機構所認證核准張貼的認證標章，最多只能稱為天然食品或蔬菜。有機蔬菜與天然蔬菜其營養價值最大的差異在於有機蔬菜含有較多酚，抗氧化性強，磷含量要比傳統食物高，農藥殘留率也較低，但臺灣曾發現部分有機蔬果中的重金屬成分高於一般蔬果，特別是根莖類與葉菜類，有機蔬果通常硝酸鹽含量較低，而硝酸鹽進入人體可能轉換為亞硝胺，導致癌症。

23
研究中的基因改造食用植物及動物有哪些？

凡是日常生活所食用的動物及植物都或多或少正進行基因改造，只是尚未發表研究結果而較少提出討論而已，且在檯面上已上市者也持續執行進一步基因改造研究，包括有：玉米、大豆、棉花、油菜、番茄、甜菜、番木瓜、南瓜、苜蓿、稻米、棉花（油可食用）、甜菜、胡蘿蔔、小麥、大麥、燕麥、茶葉、咖啡、番木瓜、楊桃、馬鈴薯、甜椒、蘋果、桃子、鳳梨、奇異果、葡萄、百香果、橘子、李子，以及生產乳酪的凝乳酶等。

食用動物有牛、羊、豬、雞、鴨、鵝、鮭魚、文蛤、牡蠣、蝦、蟹、生蠔及鮪魚等。

24
臺灣有本土研究成功的基因改造蔬果及作物嗎？

$\underset{}{\text{基}}$因改造作物在臺灣的發展現況要追溯自1980年代開始推動生物技術之時，致力研究基因轉殖作物的單位，包括：中央研究院、亞洲蔬菜中心、農業試驗所，以及各大學等。研究的成果，包括了：

（1）基因改造稻米

　　中央研究院利用基因重組技術改良傳統稻米品種，使其離胺酸（lysine）之含量較傳統品種高。臺灣農業改良場亦利用此技術開發出抗蝗蟲害的稻米。

（2）基因改造蔬果及園藝類產品

　　農業試驗所與國立臺灣大學開發一系列的產品，包括有耐鑲嵌病毒（mosaic virus）的芥茉葉與香瓜。中興大學開發出抗蛾害及耐高溫（diamond-back moth, heat tolerant）的花椰菜與包心菜；抗輪點病毒（potato ring spot virus）的木瓜品種。亞洲蔬菜中心開發出抗黑葉病（gray leaf spot diseases）的番茄品種。

（3）基因改造魚類及動物產品

　　中央研究院利用基因改造技術開發出新品種的甜魚（sweet fish），增加生長荷爾蒙分泌而使成長速度加快；還有三倍染色體之牡蠣，比正常之牡蠣長得快而且大。國立臺灣大學開發出基因改

造乳羊，所生產之羊乳含有氣喘抗原（asthma antigens）。

其他還有醫學及工業用外來蛋白質或酵素之基因，或防止植物老化、增加植物抗不良環境，如高鹽、乾旱、高溫、低溫等，以及抗病蟲害特性等基因的研究。

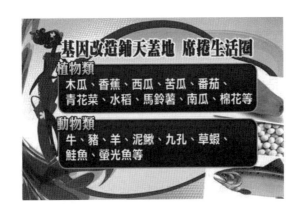

25
基因改造與使用農藥效果有何不同？

作物基因改造約可分三階段：

（1）第一代（1970～1985年）的基因改造作物是基於生產者的利益，改變作物的栽種特性，以降低生產成本、提高產量。又分為抗減產型：利用改造相關基因，如耐除草劑、抗不良環境、抗蟲害等基因，而達到正常的生產量。以及抗熟型：藉由基因改造控制作物成熟有關的基因，使作物成熟期提前或延後，避開傳統的盛產期或季節性的問題，以供應市場需求。

（2）第二代（1985～2005年）的基因改造作物是從消費者的利益思考，改變作物的營養特性，或是提升食品品質、風味、顏色等。例如，黃金米就是含有β-胡蘿蔔素的稻米，在人體內可轉化成維生素A；其他有降低亞麻酸含量，以減少加工過程產生反式脂肪；無咖啡因咖啡、藍色玫瑰花等。

（3）第三代（2005年以後）的基因改造作物則引進了醫療保健的功能，把某種病原抗體或毒素行基因改造至作物中，藉由農作物的生產，大量取得疫苗及醫藥品，使人類可經由食物的攝取而攝入疫苗。

目前大約有超過99%的基因改造作物目標都是第一代產品，即抗蟲、耐除草劑等農藥，因農藥除了殺蟲除草外也會殺死作物造成

減產，所以作物經基因改造耐除草劑後農民農藥用得更多，但作物收成反而增加，成本就降低，這是消極間接增產法，至今沒有一個是正面改造高產量基因的；高產量是很複雜的一大群基因所控制，基因改造很難達到的。

耐除草劑作物所抗之除草劑有嘉磷塞（glyphosate）、固殺草（glufosinate）、硫醯尿素類（sulfonylurea）及Bromoxynil類藥劑，其中嘉磷塞為全球使用最多的萌後除草劑，在作物體內具系統性傳導效果，可有效防治一年生及多年生雜草，當作物基因改造成耐嘉磷塞之後，嘉磷塞農藥用量提高，作物中殘留量反而增加。

第二章

基因改造從頭說起

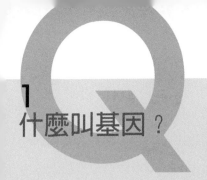

1
什麼叫基因？

解開宇宙的奧秘是自古以來人類的夢想，人是宇宙中的一部分，如何將神秘的生命現象研究清楚，也一直是科學家努力的目標之一。

二十世紀美國有三大國家型計畫，且都有相當大的貢獻與突破，第一項是1940年代在二次大戰期間所推動的「曼哈頓計畫」，結果讓美國人發明了原子彈，結束了第二次世界大戰；第二項是1960年代由美國總統所擬訂的「阿波羅計畫」，此計畫將人類首度送上月球；第三項計畫就是1980年代以先進國家爲首的「人類基因組計畫」。

地球上的任何生物，都可表現出生命現象，而生命的本質可由三方面觀察得到：第一，生命能利用物質，產生維持身體各項機能的能量；第二，生命能進行繁殖，產生和自己一樣的下一代；第三，每一個生命都有它專有的特性，而表現這項特性的設計圖則來自上一代，這也就是中國人常說的「龍生龍、鳳生鳳」、「虎父無犬子」的生命基本現象。

細胞是表現生命的最基本單位，可以說，所有的生物體都是由細胞與細胞製成的物質所構成的。以化學成分來看，細胞主要是由水與蛋白質組成。蛋白質是生命中各種酵素及激素的本質，它能

推動細胞中的各種化學反應；不同生物有它獨特的特性則是與蛋白質有關，而蛋白質的生成卻受到遺傳基因的控制。基因（gene）一詞來自希臘語，意思為「生」，生物體中的每個細胞都含有相同的基因，但並不是每個細胞中的基因所攜帶的遺傳信息都會被表達出來。不同部位和功能的細胞，能將遺傳信息表達出來的基因也不同。細胞有如一座小型工廠，經由遺傳基因製造蛋白質；不同的遺傳基因可先製造不同種類及數目的胺基酸，再由這些胺基酸組成蛋白質。可以說，蛋白質是聽命於遺傳基因，遺傳基因有如幕後的導演，蛋白質則是依導演命令而表現的演員。我們看到了演員做各種不同動作，事實上都是背後遺傳基因導演的功勞。

科學家早就對生物遺傳有所注意，並給予不同名稱，1864年提出「生理單位」，1868年達爾文將其稱為「微芽」，1884年稱之為「異胞質」，1889年稱為「泛生子」。1883年稱之為「種質」，並指明生殖細胞中的染色體便是種質，並認為種質是可傳至下一代的，體質則不會傳至下一代，種質會影響體質，而體質不影響種質。孟德爾（Gregor Johann Mendel）並提出「遺傳因子」的觀念。

直到1909年丹麥遺傳學家詹森（W. Johansen 1859～1927）在《精密遺傳學原理》一書中提出「基因」概念，以此來替代孟德爾假定的「遺傳因子」。從此，「基因」一詞一直伴隨著遺傳學發展至今天。

2
基因與DNA有什麼關係？

基因是指攜帶有遺傳信息的DNA序列，也就是控制性狀的基本遺傳單位，換句話說是一段具有意義和功能性的DNA序列，所以基因不等同DNA，DNA更不是指基因。DNA是去氧核醣核酸（deoxyribonucleic acid）英文的簡寫，一般均稱DNA而不用冗長中文名。

「種瓜得瓜，種豆得豆」，孩子為什麼會和父母親相似呢？這是一個非常有趣的問題。最早發表與遺傳有關論文的人是奧地利的修道士孟德爾，西元1866年，他以一篇〈植物雜交研究〉報告，提出遺傳構造的基礎定律，並前後進行八年的豌豆遺傳實驗，發表遺傳的三項法則，被後人稱為「遺傳之父」。

緊接著，生物學家米夏在1869年，由人體的膿（與細菌作戰死亡的淋巴球）中分離出一種含多量磷的物質。由於細胞核中也有這種物質，因此命名為核素，後來被證實是與遺傳有密切關聯的核酸。

1928年，英國的葛利弗斯（Frederick Griffith）利用肺炎雙球菌進行遺傳實驗。肺炎雙球菌有S型與R型兩種，如果將SIII型加熱殺死，再與RII型混合在一起，則發現又有SIII型細菌出現。可見死的細菌中，仍有一種物質可轉移到另一種細菌中，進行控制細

菌，因而R型細菌的下一代就成爲S型了。控制這種性狀轉變的物質就是核酸，也就是目前大家熟知的DNA。

　　1950年代，美國的生物學家詹姆斯・華生（James D. Watson）爲了研究蛋白質而前往英國，他一直認爲，要研究蛋白質，就必須先明瞭核酸的構造。他與法蘭西斯・克里克（Francis Crick）利用射線繞射技術，推斷出核酸是由糖與磷酸兩條長鏈相互交錯而成的螺旋狀構造，因而在1952年提出了著名的「雙螺旋模型」，獲得了諾貝爾獎。距米夏發表核素的論文，已經過了80年的歲月。

　　雙螺旋構造的提出是近代遺傳學上最重要的發現，不但奠定生化學及遺傳學的基礎，更是近代遺傳工程發展的原動力，甚至可以說若無此項發現，就不會有遺傳工程這一新科技的誕生。

　　自從雙螺旋構造被提出之後，興起了以研究核酸爲中心的「分子生物學」，當時一般人都認爲這是一門純學術性的基礎研究，沒有人認爲它能應用到醫學上。

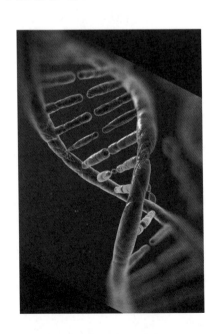

3
基因與染色體有何關聯？

染色體（chromosome）是細胞內具有遺傳性質的生化物質，易被鹼性染料染成深色，所以叫染色體（即染色質）；其主要基本結構是DNA，是遺傳物質基因的載體。

平時細胞核內的染色體延長成絲狀，分散於細胞核內，染色亦深淺不一，稱為染色質（chromatin），但在細胞分裂的過程中，染色質不斷地濃縮捲曲成粗細一致、染色均勻、但長短不一的緊密物體，就是染色體。DNA平時是散亂分布在細胞核中，但當細胞要準備分裂時，DNA便會與組織蛋白（histone）結合，然後纏繞起來，成為巨大而清楚的染色體結構。

每一種生物個體的細胞都有其遺傳資料，即染色體的數目是固定的。例如，大猩猩有48條，青蛙有26條，果蠅有8條，碗豆有14條，人體內每個細胞有23對染色體，包括22對體染色體和1對性染色體。

1879年，由德國生物學家弗萊明（Alther Flemming）經過實驗提出染色體觀念；1883年美國學者提出了遺傳基因在染色體上的學說；1888年正式被命名為染色體；1902年，生物學家觀察細胞的減數分裂時又發現染色體是成對的，並推測基因位於染色體上；1928年摩爾根（T. H. Morgan）證實了染色體是遺傳基因的載體，

因此獲得了諾貝爾生理醫學獎；1956年確認了人類每個細胞有46條染色體，46條染色體按其大小、型態分成23對，第1對到第22對為體染色體，為男、女共有，第23對則是1對性染色體。

所以染色體存在細胞核內，由DNA與蛋白質所組成，基因則存在染色體上，而基因特別是指在DNA序列上，能夠表現出功能的部分；在人類的所有染色體上，都有基因存在，而且每對染色體上，存在的基因種類與數量並不相同。有時單一個基因便能控制一種性狀的表現，然而，大部分的生理性狀，都是由一系列相關的基因一同調控而表現的。

低等生物是沒有染色體的，像細菌細胞核沒核膜，DNA是散在細胞質內的。

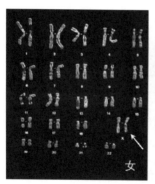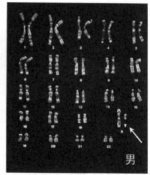

4
染色體與基因體有什麼關係？

人體是由細胞組成的，人的全身大概含有60兆個細胞，在每一個細胞當中，也都有3～4萬種「遺傳基因」，每種不同的遺傳基因可下達不同的命令，例如，寶寶要長黑髮或金髮，要白皮膚或黃皮膚，即靠這些基因來做決定。

人類的遺傳基因位在細胞核內的染色體當中。人類有23對染色體，其中22對來自體細胞，有1對是決定性別的，來自生殖細胞，分別稱為「X」和「Y」染色體，所以一共有24條基因排列不同的染色體。

而這些基因的總和就稱為「基因體」（genome）。這23對染色體一半來自父親，一半來自母親，所以上面的基因體也同樣是來自爸爸和媽媽，當然它們就會讓你鼻子像爸爸，或是眼睛像媽媽。

而基因密碼中的關鍵物質——含氮鹼基數目共有30億個，在各條染色體上的排列順序都不相同，科學家想要了解的就是各個鹼基對的排列順序到底是如何。

公元2000年6月26日，以美、英為主的科學家，即宣布初步完成了人體身上基因密碼的排列順序。這項號稱與「登月計畫」同樣重要的成就，立即轟動全球，預料將改寫生物學的歷史，進一步解開生命的奧秘。

這項科學研究是1980年代，由全世界各國科學家共同參與的，臺灣科學家也加入其中第四號染色體的研究。科學家原先預估要在公元2005年才會完成所有的鹼基排列，但由於大家的努力，終於在2000年提早解開其中的秘密了。

　　科學家將鹼基排列順序解開之後，所描繪出的圖稱之為「基因地圖」。為什麼叫做地圖呢？大家都知道，如果到一個陌生地方，必須利用地圖才能找到目的地；人類將所有鹼基順序完全排列出，就好像將路上所有的房子、巷弄、大馬路及路標都調查清楚且標示出來，這就有如地理學上的地圖一般。

　　但是有了地圖，也無法得知哪些地區是野生鳥類集中區，要去尋找紅樹林、參觀博物館等，都還沒辦法由「基因地圖」上找到答案。所以科學家接下來恐怕要花上至少100年以上，才能將地圖的人文景觀、詳細地形研究清楚，那麼這樣的地圖才有應用的價值。

　　目前30億個鹼基排列順序已弄清楚，而可能3、4萬個基因的秘密就藏在裡面。科學家像在玩捉迷藏一樣，必須以各種方法找出基因藏身處，這些基因所含鹼基數目並不一致，是不是連在一起也不得而知。一旦找出某些對人類有用的基因，那麼對人類的貢獻將是非常大的。所以，有些科學家推測，若能發現與長壽相關的基因，那麼人類就有可能活到1,200歲呢！

　　遺傳基因的研究為何如此受到重視呢？由於基因鹼基數量之龐大與複雜，如果將人體所有遺傳基因連結在一起，其長度足以來回地球到太陽600次以上。遺傳密碼全部印下來之後，可以製成200本500頁厚的電話簿，堆起來的高度可達61公尺。

　　目前科學家發現，人類基因體中大多數基因（大約97%）的功能仍不明。人類個體間99.9%的基因結構都是一樣，只有千分之一

不相同，但這些許的不同卻形成了所謂個體差異或俗稱的體質不同。依估計，人類90%左右的基因與黑猩猩一樣，而老鼠的基因約有6萬至10萬個，線蟲有1,900個，酵母菌為6,000個，肺結核菌則為4,000個。

破解人類遺傳基因一直是科學家的夢想，但困難度也很高。當科學家將遺傳密碼序列排好之後，接下來的工作就是，如何將這項結果實際應用，作出對人類有用的貢獻。也就是要尋找出哪些排列順序是一段有意義的基因。

人類基因組計畫執行當初的目的即在於解開組成人類基因體所有鹼基排列順序，是屬於基礎科學研究，但隨著研究工作的進展，逐漸在後基因體（Post-Genome）時代產生了一項新的生物技術研究領域，即基因體新藥產業（Genomic Drug Discovery Industry）。1995年，病毒*Hemophilus influenzae*的全部基因體序列解析完成，是此項研究之開端，以細菌為中心的生物體基因序列，已陸續解析完成。

接著在1996年，真核細胞最早的單細胞酵母菌也完成基因體解析工作；1998年末，多細胞線蟲全部基因序列也已清楚了。人類基因體解析工作也有了初步成果。

事實上在人體基因解析工作大約進行5%左右時，歐洲和美國就有許多創投公司競相獲取基因相關資料，展開了另一波所謂「基因爭奪戰」。為了要得知遺傳基因的功能，必須先探討基因相關蛋白質之機能，所以含有基因編碼領域完整長度的基因之取得，成了研究方向之一，隨之也興起了所謂基因體新藥產業。

5
DNA是什麼樣的雙螺旋結構？

那麼遺傳基因是位於細胞的哪一部分呢？在高等生物細胞中，遺傳基因是位於細胞核的染色體中。一般體細胞進行分裂時，染色體也跟著複製，因此得到與原來細胞染色體數目相同的新細胞；在生殖細胞中，則進行減數分裂，染色體數目成為原來的一半，當來自父代及母代的生殖細胞結合在一起時，染色體才恢復原來的數目。因此，任何細胞的染色體都能維持相同。而由於子代細胞的染色體有一半來自父親，一半來自母親，遺傳基因的表現因此就使得小孩與父母親相似了。

基因的本體就是DNA，而染色體就如同記錄了許多遺傳訊息的錄音帶。DNA的化學成分是由糖與含有氮原子的鹼基以及磷酸所組成。有如一條很長的扭曲梯子，形狀如麻花般，梯子的兩側扶手就是糖與磷酸組成的，而梯子的踏板則是由鹼基構成。鹼基共有四種，稱為胞嘧啶（Cytosine）、胸腺嘧啶（Thymine）、腺嘌呤（Adenine）與鳥糞嘌呤（Guanine）。每個鹼基都有固定的結合對象，有如鑰匙與匙孔的關係，例如，腺嘌呤與胸腺嘧啶結合，鳥糞嘌呤與胞嘧啶結合，梯子的踏板就是由這樣結合的一對鹼基所構成的。而這四種鹼基的排列方式，稱為遺傳密碼。由於有遺傳密碼的訊息傳遞，才能使每一生物表現它的特徵。

DNA的大溝和小溝分別指雙螺旋表面凹下去的較大溝槽和較小溝槽。小溝位於雙螺旋的互補鏈之間，而大溝位於相毗鄰的雙股之間。這是由於連接兩條主鏈糖基上的配對鹼基並非直接相對，從而使得在主鏈間沿螺旋形成空隙不等的大溝和小溝。在大溝和小溝內的基鹼對中的N和O原子朝向分子表面。

從細胞經濟的角度來看，一條長的DNA若扭轉成螺旋狀，可以有效減少它的體積。而螺旋狀的扭力，也可以增強DNA雙鏈間脆弱的結合力，讓DNA較不容易解開、鬆開，所以在DNA複製（DNA replication）時，需要helicase（解旋酶）來解開扭轉的DNA，有如拉鏈逐漸拉開一般。

雙股DNA變成單股DNA稱為變性，而單股DNA恢復成雙股DNA稱為復性。DNA變性原因包含加熱，因為DNA兩股之間的結全鍵藉由加熱即可以被破壞。DNA通常是要在高鹽濃度之下比較穩定，所以低鹽濃度下，容易變性，以及當pH>11.3為鹼性溶液時，DNA分子內氫鍵都會斷裂。

每條DNA都很長，兩股間都會有數以千計以上的鹼基以氫鍵相連，這樣就足以讓雙股DNA維持穩定。但是有些地方的DNA會自動打開來，又自動再關起來，這種現象稱作DNA呼吸。

DNA可以長久保存，DNA若被樹脂包埋，變硬後成琥珀化石（amber），冷凍或存在無氧狀態可長久保存，牙齒內的DNA也可以保存長久。琥珀最大不過15公分，大型動物不可能被包到琥珀中，中國大陸有人從恐龍蛋的化石中抽取到恐龍的部分DNA。

大部分的生物以DNA為遺傳物質，當生物死亡時，DNA會因氧化、水解等作用而漸漸分解，5,000年前阿爾卑斯山上泰農尼冰人（Tyroleam Iceman）的木乃伊，仍可抽出DNA，由4萬年前的

長毛象化石中，仍可以抽出粒線體DNA，目前被分析過最古老的DNA，來自琥珀化石內的細菌、蜜蜂、白蟻等的DNA，被分離的DNA經「聚合連鎖反應」（Polymerase Chain Reaction, PCR）量化、定序、研究。

6
神奇的遺傳密碼──為什麼龍只生龍，鳳只生鳳？

遺傳密碼（genetic code）又稱密碼子、遺傳密碼子、三聯體密碼，是一系列的遺傳規則，細胞根據這些規則將已編寫在遺傳物質（主要是DNA）的資訊轉譯成蛋白質的胺基酸順序。

DNA的遺傳密碼是依它的排列順序，以三個為一組，每一組可以控制一種胺基酸的生成與合成，所以遺傳密碼可以左右組成人體的20種胺基酸的排列與功能，再由胺基酸排列順序組成各種蛋白質，蛋白質可以推動生物體的酵素反應，表現出生物特有的性質。

DNA位於細胞核內，而蛋白質的合成是在細胞質中進行。DNA上的遺傳密碼，先透過傳訊（mRNA），再轉送到胺基酸的生成場所──核糖體。依它上面遺傳密碼的排列，先行複製一段傳訊；傳訊可穿過細胞核到細胞質中，結合在核糖體上。接著，核糖體在傳訊上開始移動，並一面解讀密碼。另一種稱為轉運的核糖核酸，便把與遺傳密碼相對應的胺基酸帶來，並依序連在一起，成為蛋白質。就這樣，DNA上的遺傳密碼就表現在最終產物蛋白質上面了。蛋白質的一種稱為「酵素」的物質可以推動身體內的化學反應，使得有人皮膚是白色的，而有些人是黃色的。

因為密碼子由三個核苷酸組成，故一共有4^3=64種密碼子。例如，RNA序列UAGCAAUCC包含了三個密碼子：UAG，CAA

和UCC。這段RNA編碼代表了長度為三個胺基酸的一段蛋白質序列。

　　破譯遺傳密碼，必須了解閱讀密碼的方式。遺傳密碼的閱讀，可能有兩種方式：一種是重疊閱讀，一種是非重疊閱讀。例如mRNA上的鹼基排列是AUGCUACCG。非重疊閱讀為AUG、CUA、CCG；重疊閱讀則為AUG、UGC、GCU、CUA、UAC、ACC、CCG。兩種不同的閱讀方式，會產生不同的胺基酸排列。基因的鹼基增加或減少對其編碼的蛋白質會有影響。在編碼區增加或刪除一個鹼基，便無法產生正常功能的蛋白質；增加或刪除兩個鹼基，也無法產生正常功能的蛋白質，但是當增加或刪除三個鹼基時，卻合成了具有正常功能的蛋白質。證明遺傳密碼中有三個鹼基編碼一個胺基酸，閱讀密碼的方式是從一個固定的起點開始，以非重疊的方式進行，編碼之間沒有分隔符號。

　　DNA上的遺傳密碼是由上一代父母傳來的，藉由此種遺傳訊息而傳到下一代，因此才會產生出「龍生龍、鳳生鳳」的結果。

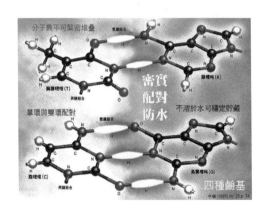

7
什麼是遺傳疾病？有治療技術嗎？

生物體的許多特徵都是由遺傳基因控制的，但若某些基因有缺陷的話，一輩子就得受這種遺傳疾病的困擾，例如，體內「腺核苷脫氨酶」的基因不正常，將使病人容易感染病菌，一輩子得生活在無菌罩內，非常痛苦，這就是遺傳疾病。

近年來由於生物科技的進步，科學家已發展出「基因治療法」，可以治療一些遺傳性或非遺傳性的疾病。基因治療法是將病人壞掉的基因，換上好的基因，以恢復基因功能；說起來雖然容易，但是在實際應用上仍有許多困難。目前這項治療法還在進行臨床實驗，尚未大規模正式使用。

要使得正常的基因準確地進入細胞內並發揮功能，方法有很多，最重要的是選擇一種帶著基因的「載體」，由外界闖進細胞內才行。病毒是很常用的載體，先將基因嵌入病毒內，再利用病毒感染細胞，病毒所攜帶的基因，就會進入病人的細胞中發揮功能，取代已經壞掉的基因；當然，這些病毒是經過特別處理，不會擴散到致病。

基因治療法的實驗對象以癌症病人最多，大約占一半以上，但所需的費用非常高，美國衛生單位每年約花費新臺幣50億元來進行這項研究。本來大家都對基因治療法抱以很高的期望，但從1990年

開始的臨床實驗，其成效並不是很理想，只有八位缺乏「腺核苷脫氨酶」的小孩，有了初步的療效。

基因治療法的成效不如預期的好，的確讓許多科學家感到失望，也許人類仍需加強基礎科學的研究，因為畢竟基因是無法用眼睛直接看到，所以還有許多實驗上的盲點。有趣的是，近年來有人發現具有暴力與侵略行為者，可能與體內缺乏一些酵素有關。荷蘭有個大家族中，有18位男士都曾犯下重大罪行，經測試後發現，他們體內都缺乏這些酵素；如果將老鼠體內去除這些酵素，老鼠也會顯現出暴力傾向。

果真如此的話，利用基因治療法，把好基因注入體內取代壞的、暴力的基因，就可使所謂的「壞人」變成「好人」嗎？如果這些「犯罪基因」、「不聽話基因」是造成國家、社會動亂的話，那麼是不是只要矯正基因，就可以消除犯罪，使天下太平了呢？

基因治療及其相關產業，也與人類基因體計畫有密切關聯。基因治療是針對目標基因的基因表現進行控制，主要目的在提供目前無法有效治療的疾病之新治療法。基因治療可以應用到各種癌症、愛滋病、重度免疫不全症、囊胞性纖維症、高脂血症、酵素基因缺乏症、血友病、鐮狀紅血球貧血等先天性遺傳疾病之治療。

目前以基因治療藥為商業目的之臨床開發，主要是以治療癌症為主。其中有兩種方法較受注目，一是細胞分裂素基因，以逆轉錄病毒載體重組來提高免疫力；另一是利用抑制癌的基因，以腺病毒作為載體，直接注入癌細胞的治療法，它主要以末期癌症病患為實驗治療對象，但目前要使癌症病人完全康復較為困難，所以目的在於使腫瘤縮小，以及改善病人的症狀；將來隨著人體基因定序工作之完成，有了更完整的基因體資料後，可以應用到初期癌症病人，

那麼市場將是無可限量。

　　有許多人對基因療法抱持負面看法，認為基因療法到目前為止已有超過1,000項的臨床試驗，但卻仍無一項完全令人滿意的療效，反而傳出有死亡的案例，因此，未來基因療法的市場成長短期內恐怕還有變數。

　　科技的進步能夠完成許多人類的夢想，但有時候也必須顧及社會倫理與現實狀況。雖然基因治療是生物科技上一項成就，但要用在實際治療疾病上，恐怕路途還非常遙遠呢！

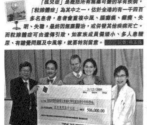

8
操控基因的複製技術真相？

操控基因的複製技術為細胞分化（cell differentiation）和細胞週期（cell cycle）兩種。

細胞分化是指一個尚未特徵化的細胞發育出某些特徵性結構和功能的過程。也就是同種相同的細胞類型經過分裂後逐漸在形態、結構和功能上形成穩定性差異，最後產生不同的細胞類群的過程。也可以說，細胞分化是同一來源的細胞逐漸發生各自特有的形態結構、生理功能和生化特徵的過程。舉例來說，胚胎細胞某部分變成鼻子，另一區域則形成肺臟，兩種器官不僅形態結構有所差別，功能也完全不同，結果是在空間上細胞之間出現差異，在時間上同一細胞和以前的狀態有所不同，所以細胞分化是從化學演變到形態、功能各異的過程，所以細胞分裂不等於分化。

細胞分化後是穩定的，此時經分化後的基因功能是不可逆的，一些基因原有作用已是永久關閉，不再發揮作用，如鼻子分化後不能回頭重新分化為耳朵，而細胞一旦分化成鼻子後該部位在分化前的其他功能基因（如聽覺或泌乳等）則永久關閉，鼻子除了嗅覺與鼻子功能外不再具有其他作用。細胞受到某種刺激發生變化，開始向某一方向分化後，即使引起此種變化的外在刺激不再存在，分化仍持續進行，並以細胞分裂方式不斷繼續下去，鼻子永遠扮演

鼻子的功能，這是高等動物細胞分化的情形。

成熟動物細胞顯然不具備全能，有人認為其原因並非在細胞核而在細胞質，由大量的核移殖實驗證實，分化細胞的核仍保留完整的遺傳基因DNA，生物學家成功地將黑斑蛙成熟的細胞核移入去核的受精卵細胞內，培育出了蝌蚪。1960年代的爪蟾和1980年代小鼠的核移殖，1990年代末桃莉羊的誕生都證明了分化細胞具有完整的遺傳基因DNA。

細胞週期是指細胞從前一次分裂結束起至下一次分裂結束為止的活動過程，分為間期與分裂期兩個階段，細胞週期的研究很重要，與現今體細胞複製及幹細胞研究有密切關係。

細胞週期可分為間期和分裂期，間期又分為三期，即DNA合成前期（G1期）、DNA合成期（S期）與DNA合成後期（G2期）。

細胞的有絲分裂（mitosis）期需經前、中、後期，是一個連續變化過程，由一個母細胞分裂成為兩個子細胞，一般需1～2小時。

分化的，並執行特定功能的細胞，在通常情況下處於G0期，故又稱G0期細胞。在某種刺激下，這些細胞就會重新進入細胞週期。

已分化的細胞中，基因是不可逆的，所以高等生物的體細胞是無法得到完整個體的，因為需經有性生殖，但如果讓基因可逆成分化前細胞，那麼細胞重新進入細胞週期，此時鼻子細胞培養後就可成為完整個體，這就是動物複製原理。

9
最早的複製生物是哪一種？

核轉殖（nuclear transfer, NT）將體細胞核轉至去核的卵內，重新使生命由一個細胞發育成完整的個體，英國科學家高登（John Gordon）於1960年做出複製青蛙的實驗，他以UV光照射青蛙卵使其DNA被破壞，再從蝌蚪的小腸壁取得一完全分化之細胞，將其細胞核以核轉殖技術注射至卵細胞內，並刺激卵細胞分裂，而後長成一完整之複製個體，此實驗說明即使分化完全的細胞依然帶有完整之遺傳訊息，這是全球首隻複製動物，但因屬低等非哺乳動物，所以並沒引起太多人注意。

多細胞動物是由一個受精卵發育而來，受精卵生長分裂使細胞數目不斷增加，並開始進行細胞分化，使不同的細胞具備不同的結構與功能，但細胞分化所依循的規則，以及如何決定該分化成何種細胞等分化的機制最早有兩派學說，一是捨棄說，在每一個細胞分化時，可以選擇性的丟掉不需要的遺傳密碼訊息；另一是開關說，細胞分化時開啟需要基因，其他不需要的基因即關閉。例如，分化成肝細胞的細胞，負責肝細胞的遺傳資訊會被開啟，主掌分化成其他細胞的遺傳資訊則關閉。高登的實驗證明了動物複製的理論，而1997年桃莉羊的出現，將複製技術精進至哺乳類動物，這樣的複製成果對於將來保存血統優良的動物有相當大的助益。最受爭議的複

製人實驗，已經不再著重於複製理論和技術層面的問題，而成了一個在倫理道德上備受重視的議題。

英國愛丁堡羅斯林研究所的艾芬・威爾瑪（Ivan Wilmut）在1997年2月底宣布，他們已經成功的利用羊的體細胞複製了一隻桃莉（Dolly）小羊。此研究成果頓時引起全球震撼，桃莉於1997年首次公開亮相，受到全世界的關注，美國《科學》雜誌把桃莉的誕生評為當年世界十大科技進步的第一項。

細胞核轉移技術雖然取得突破，但培育合成卵細胞的失敗率仍然極高，即使培育成胚胎，許多都存在缺陷或者降生後早亡。2003年2月，不到7歲的桃莉因肺部感染而被研究人員實施「安樂死」。而一般綿羊通常可存活11到12年。

這項研究不僅對胚胎學、發育遺傳學、醫學有重大意義，而且也有巨大的經濟利益。桃莉誕生後，接著美國也宣稱他們有兩隻複製猴，臺灣的科學家也提出複製豬早已成功，並產下了第二代。一時之間大家都弄糊塗了，怎麼有這麼多複製動物呢？事實上就技術層面來說是有所不同的。

一般媒體所報導的複製羊的「複製」這個字是由英文「clone」翻譯而來的，在學術上的譯名為「選殖」。「Clone」希臘文原意是「小樹枝」，樹木的每一小枝均有相同的遺傳特質，因此而命名。目前在動物方面是指不經由有性生殖受精過程而得到具有相同遺傳特性的個體或細胞集團，是屬於一種無性生殖。以植物情況而言，將體細胞在植物激素的培養下可得到完整的植物體，這些具有相同遺傳基因個體就是複製體。動物的情況是將單一個體的細胞核取出移植（內有完整雙套基因），再轉移到另一除去核的卵之中，即可得到複製體。細胞的複製可利用組織培養法。動物或植

物的組織細胞一個個分離之後，在無菌下培養，則能獲致大量的複製細胞。遺傳基因也相同，經過重新剪接的基因移到細菌或酵母細胞中增殖，可生成大量複製的基因。

所以複製的範圍很廣，技術性難易也有極大差異，英國羅斯林研究所是以羊的體細胞複製出另一頭基因完全相同的羊，是典型的「複製」。而早期其他研究機構發布的複製豬或猴，大多來自尚未成熟的胚胎細胞，也就是胚移植（Embryo Transfer）技術，或細胞核移植（Nuclear Transfer）技術所得到的相同基因子代，所以應該叫ET豬（「ET」為胚移植的縮寫）、ET猴，或是複製（copy）動物。當然，廣義來說，也算是一種複製。至於基因轉殖（transgenic）的動物，是指外來DNA導入動物體內，使基因組（genome）產生改變而達到某種特定的目的，像是育種或生產有

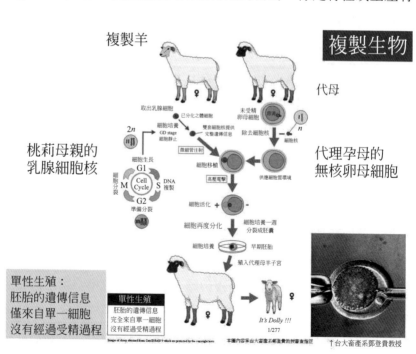

複製羊

複製生物

代母

桃莉母親的
乳腺細胞核

代理孕母的
無核卵母細胞

取出乳腺細胞 已分化之體細胞
細胞培養 雙套細胞核提供 未受精
GD stage 完整遺傳信息 卵母細胞
細胞靜止

$2n$ 微細管注射 除去細胞核 細胞核 n

細胞生長
G1
細胞 M Cell S DNA 細胞移植 供應細胞質環境
分裂 Cycle 複製 高壓電擊
G2
準備分裂 細胞活化

細胞再度分化 細胞培養一週
分裂成胚囊

細胞培養 早期胚胎

殖入代理孕母羊子宮

單性生殖：
胚胎的遺傳信息
僅來自單一細胞
沒有經過受精過程

單性生殖
胚胎的遺傳信息
完全來自單一細胞
沒有經過受精過程

It's Dolly !!!
1/277

Images of sheep obtained from CorelDRAW! 9 which are protected by the copyright laws.

本圖內容承台大畜產系鄭登貴教授審查指正

↑台大畜產系鄭登貴教授

78

用的物質；此種利用基因轉殖動物得到有用物質的生產方式叫做「動物工廠」（animal bioreator）。

桃莉出世歷經曲折。在培育桃莉羊的過程中，科學家採用體細胞複製技術，主要分四個步驟進行：

（1）從一隻6歲芬蘭多塞特白面母綿羊（姑且稱為A）的乳腺中取出複製羊乳腺細胞，將其放入低濃度的營養培養液中，細胞逐漸停止分裂，此細胞稱之為「供體細胞」。

（2）從一頭蘇格蘭黑面母綿羊（B）的卵巢中取出未受精的卵細胞，並立即將細胞核除去，留下一個無核的卵細胞，此細胞稱之為「受體細胞」。

（3）利用電脈衝方法，使供體細胞和受體細胞融合，最後形成「融合細胞」。電脈衝可以產生類似自然受精過程中的一系列反應，使融合細胞也能像受精卵一樣在子宮著床進行細胞分裂、分化，進而形成「胚胎細胞」。

（4）將胚胎細胞轉移到另一隻蘇格蘭黑面母綿羊（C）的子宮內，即借腹弒子，胚胎細胞進一步分化和發育，最後形成小綿羊桃莉。

所以桃莉有三位母親：「基因母親」是芬蘭多塞特白面母綿羊（A）；科學家取這頭綿羊的乳腺細胞，將其細胞核移植到第二位母親（借卵母親），一個剔除細胞核的蘇格蘭黑臉羊（B）的卵子中，使之融合、分裂、發育成胚胎；然後移植到第三頭羊（C）——「代理孕母」子宮內發育形成桃莉。

從理論上講，桃莉繼承了提供體細胞的那只綿羊（A）的遺傳特徵，它是一隻白臉羊，而不是黑臉羊。分子生物學的測定也證明，它與提供細胞核的那頭羊，有完全相同的細胞核遺傳物質。還

有極少量的遺傳物質存在於細胞質的粒線體中，遺傳自提供卵母細胞的受體，它們就像是一對隔了6年的雙胞胎。

　　而桃莉沒有父親，它是透過無性繁殖，或者說複製而來的。

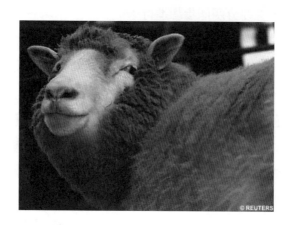

10
複製人類可能嗎？

大家聽過「試管嬰兒」嗎？試管嬰兒是將媽媽的卵子和爸爸的精子取出，放在試管裡受精，再將受精卵放回媽媽的子宮裡發育誕生下孩子。這種技術已經成熟，並使用多年。所以，若以現在複製動物的技術來推論，複製人類並非不可能，甚至有人預測在五年之內就可實現呢！

但是，複製人類並不只是單純的科技問題，更牽涉到倫理、道德、法律與宗教。想想看，如果大家都擁有好幾個分身，那麼可以指使一位去上學，一位在家看電視，另一位出國旅遊，老師無法分清楚到學校來的是本尊或是分身，必定造成很多困擾。

由於複製技術只取出單親的細胞，那麼，所有複製的人類不都是單親家庭了嗎？所複製出的分身算不算是「人」？有沒有投票權？法律要不要保障複製人？複製人類對於傳統宗教也是一大挑戰。

「水能載舟，亦能覆舟」，科技的進步也有負面的衝擊，人類應該好好思考全體人類的未來，再做出結論：該不該發展複製技術，創造分身。

看過電影「魔鬼複製人」嗎？片中描述人類複製寵物，以及自己的分身，發生了許多有趣的本尊與分身之爭。這是部科幻片，但

隨著生物技術的進展，科幻情節就要實現了！

　　複製技術在1997年英國複製羊「桃莉」出現後，就突飛猛進了。但是很多國家擔心，萬一複製人類的技術被壞人掌握，豈不是也像驚悚片成真，製造很多麻煩。因此，全世界先進國家都禁止複製人類，但有少數國家沒有這項禁令，在有利可圖與好奇心驅使下，這種實驗還是如火如荼地展開。

　　以桃莉羊複製的經驗來看，複製人的成功機率只有二百四十七分之一。為什麼這麼困難呢？原來複製生物實驗過程中，可能因長得太大而撐破子宮，也容易造成流產；有些複製生物會嚴重畸形，身體欠缺抵抗力、有糖尿病或基因缺陷。所以有些科學家認為複製人在短期內是不可能的。但參與複製人實驗的科學家卻認為，任何科學實驗都難以預料，有時可能一夜之間就將問題解決了呢！

　　由於目前的複製技術尚未完全成熟，導致複製人會有某些異常現象，加上複製人與提供體細胞者的遺傳基因完全一樣，因此複製人也會帶有相同的遺傳疾病。除了複製技術，複製人還牽涉到非常複雜的倫理道德、法律、家庭與宗教問題。比方說，複製人算是「真正」的人嗎？他有沒有法律上「人」的地位？有沒有投票權與財產繼承權等等，這些都屬於「生物倫理學」的範圍。

　　桃莉的死、複製人的誕生，正好讓我們再度思考這個問題。

　　倪匡的科幻小說《後備》，內容提到一個醫院秘密進行複製人實驗，對象都是世界名人，也包括幾個極權獨裁者。這些複製人就類似「備胎」，一旦本尊需要器官移植，就拿分身的器官來用，分身的血則供手術輸血用。所以問題來了：複製人也是人，如果他知道自己活著就是為了當「備胎」，會怎麼想呢？我們又該如何與這些複製人相處？他們可以結婚嗎？科幻小說的出現，就是為了進一

步思考科技的進步對人類社會造成的衝擊，有興趣的話，不妨多多涉獵吧！

複製人技術

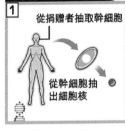

1 從捐贈者抽取幹細胞

從幹細胞抽出細胞核

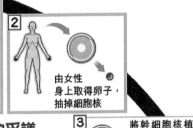

2 由女性身上取得卵子，抽掉細胞核

複製胚胎用途上的爭議

用途

- 為科學和醫學研究：從複製胚胎抽取幹細胞，有望治療柏金遜病、老人癡呆症、糖尿病等數百種先天、後天疾病
- 複製人類：把複製胚胎植入婦女子宮，使之成孕，不育夫婦受惠。

爭議

醫學界擔心，若以複製胚胎孕育新生命，會引起後遺症。事實證明複製哺乳動物成功率低，常引致流產、早產，胎兒也可能有基因異常、隱疾甚至缺陷，已故複製羊桃麗是一例。為研究而複製胚胎，過程中無可避免摧毀胚胎，與殺人無異。宗教界批評，複製胚胎褻瀆人類尊嚴。　　　　　　　　　　　　本報資料室

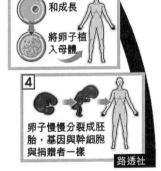

3 將幹細胞核植入空心卵子中

卵子分裂和成長

將卵子植入母體

4 卵子慢慢分裂成胚胎，基因與幹細胞與捐贈者一樣

路透社

83

臺灣有幾種作物以傳統育種法改良而聞名全球，蓬萊米與紅甘藷是其中兩例。

傳統育種

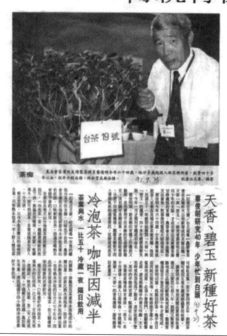

台茶 19 號

茶痴

天香、碧玉 新種好茶

冷泡茶 咖啡因減半

臺灣先住民從菲律賓群島、馬來西亞及中國大陸引進了「陸稻」種植，已有幾百年的歷史。臺灣在1895年中日甲午戰爭後割讓給日本。日人來臺時之稻米都是「秈米」（在來米），品種繁雜、品質粗劣，而且產量很低。為解決此問題，日人首先把臺灣的在來稻進行純化品種，作為稻育種的第一個步驟，在磯永吉博士主導下，於1924年進行日本稻「龜治」與「神力」間之雜交，經過一系列的選拔工作，在1936年選出產量高而食味良好，且能在臺灣1年栽培兩次的品種「臺中65號」，磯永吉博士之後被稱為臺灣蓬萊米之父。

臺灣甘藷品種改良工作可分為四個階段，第一階段為自1895～1945年期間（日據時期），當時甘藷主要用途為澱粉與發酵用原料，以本地種及引進之優良品種進行雜交育種；第二階段為1946～1960年期間（二次戰後初期至栽培盛期），育種目標分向紅肉與白肉兩方面進行，一是希望育成澱粉含量高的白肉品種，作為飼料及澱粉原料，另一希望育成營養豐富之紅肉品種，作為輔助食糧之用；第三階段在1961～1970年期間，此時育種方法主要採用多向雜交（polycross）以產生逢機交配族群供選種，育種；第四階段為1971年開始，育種目標為食用及食品加工用為主，生產澱粉為輔。

人類種植作物已有4,000年以上歷史，由開始栽種就思考如何改良品種以提高產量，首先將自然界存在之品種經過交配、突變，再由其中選出大穀粒、沒碎穗及抗病性強之品種，這就是傳統育種方式。

依歷史記載，古代亞述國曾對椰棗樹進行人工授精，更早甚至可追溯至耶穌時代之前，傳統的雜種優勢育種觀念於1760年在德國

發現，並推薦爲增加產量之方法，當時也建立了區別純遺傳品系及族群之理論基礎，之後二純品系玉米進行交配而得到單一與雙重雜交之品種，油菜（Brassicanapus）含有38條染色體，爲一種由野生甘藍（Brassicaoleracea）與蘿蔔（Brassicacampestris）雜交而成之作物，二十世紀後才引用遺傳學概念發展至今天的基因改造技術。

12

近代生物品種改良技術如何發展？

在有基因改造之前，二十世紀就有近代遺傳學，二次戰後對生物染色體有更進一步認識，作物育種遂引用當時的新技術進行，如胚培養、原生質體融合、花藥培養與單倍體育種、胚乳培養與三倍體育種，以及人工種子等技術。

以三倍體育種的成功為例，某些生物具有兩套以上染色體，即稱為多倍體。多倍體的植物，在外觀上多有果實較大、或植株較壯碩的現象，包括三倍體在內奇數倍的植物，多是由人類育種的產物，農人們眼中理想的經濟作物，當然是要果實碩大，所以改良成多倍體，恰可符合這個要求；加上許多消費者嫌果實內有種子，還要「去籽」很麻煩，奇數倍多倍生物有不會繁殖，即無法結成種子的特點，將作物改良成奇數倍，像是無子西瓜、無子葡萄等。

在一般西瓜萌芽成長階段，不斷用秋水仙素噴灑，再用正常花粉與之授粉，形成的種子即為三倍體種子，三倍體種子種植後可開花結果，但不結種子。秋水仙素原是治療痛風的藥物，是一種劇毒的生物鹼，使植物發生多倍性，原理是減數分裂時，抑制紡錘體形成，使分裂的後期染色體無法向兩極移動，而重組成為一個雙倍性的細胞核。此情況發生於動物細胞通常是致命的，但多倍性的植物體積往往會變大，以及較快的生長速度，因此利用秋水仙素來產生

多倍體的植物。

　　另一育種培養技術是試管植物，相信大家對「試管嬰兒」這個名詞一定都不陌生，但是你可知道，植物不一定要靠土壤才能生長，它也能在試管中生長呢！這就是現代生物科技的傑作。

　　大家都知道蜥蜴的尾巴如果被切斷，會自己再長出新尾巴，這是動物再生的本領。植物則具有更高超的再生機能，只要在適當的環境下培養，任何部位的細胞都可以長成一棵完整的植物；科學家就是利用這種特性進行試管植物的培養，我們稱此技術為「組織培養」。

　　以蘭花為例，先由莖尖端切取嫩芽，用水洗淨再消毒，然後在顯微鏡下剝去嫩芽的皮，以解剖刀切下前端的生長點細胞，然後馬上放入含有營養成分的液體中。經過兩個月之後，細胞會分裂成一不規則的團塊，稱為「癒傷組織」，此時要將癒傷組織移入裝有固體營養成分的試管中，再經過4～5個月，就會長出許多芽來。將幼芽切下移入較大的瓶中，芽會逐漸長成一棵棵幼苗；最後移植到花盆中，就完成試管植物的培養了。

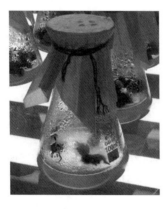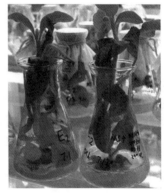

為什麼科學家要培養手續這麼複雜的試管植物呢？這是因為試管植物應用的範圍相當廣泛，植物的尖端生長點細胞，在沒有任何病菌感染的情況下，培養出來的試管植物比較健康。也因為如此，我們可以吃到外觀漂亮又可口的蔬菜、水果，以及觀賞到美麗的花朵。

　　科學家也利用這個技術，在短時間內培養出大批品質優良的幼苗；有些價值高但較難培養的植物和新品種的培育，也都可利用組織培養法來完成。

　　近年來科學家更發現植物的癒傷組織能夠製造許多有用物質，例如，色素、香料、甜味料，還有藥物，如高麗參與化妝品原料等，可說是對人類有極大的貢獻。

　　由於試管植物並未經過有性生殖的階段，所以也是一種無性生殖的「複製植物」呢！

13
基因重組的生物技術時代始自何時？

如果有一棵植物，它的根部結馬鈴薯，地上部分則長出番茄，那該有多神奇！如果小老鼠長得像兔子一樣大，那有多可怕！如果將白米、葡萄等釀酒原料，放進玻璃容器內，不久之後，在瓶子裡就可得到香醇的酒，這樣不是很方便嗎？大家都知道螢火蟲會發光，假如能將螢火蟲的光在工廠中大量生產，則是一項取之不盡、用之不竭的方便能源。

這些現象有如神話一般，但經由生物技術，這個「天方夜譚」可以逐步實現。生物技術就是利用動、植物或微生物的特性、機能或成分來製造產品，用以改善人類生活的一項技術。我們的祖先早就有利用生物技術的經驗，但由於那時候沒有像今天這樣的科學常識，並不知道原因，而且這種技術利用只限於發酵食品，如製造醬油、味噌、酒、醋等。到了二十世紀初期，科學家利用生物技術生產各種藥物，如感冒常用的抗生素、胺基酸（如日常用的味精調味料等）。

1970年以後，人類發展出遺傳工程及細胞融合等新技術，才將傳統發酵技術融合新發展出的技術，總稱為「生物技術」。我們日常生活中常聽到電腦工業、汽車工業等名詞，但對於「生物工業」總覺得很陌生。事實上，生物工業是一項新興科技，是由「生

物技術」所衍生出來的工業。

　　到了二十世紀，由於生產各種藥品，以及農業產品的技術大幅進步，尤其是西元1970年後，又有所謂的「遺傳工程」等技術的配合，才能生產更多的產品，發展出更新奇的技術來。

　　例如有一棵植物，它的根部結馬鈴薯，地上部分則長著番茄，一次就可以採收不同種類的果實；還有在小白鼠的背上長出人的耳朵，以供醫學上使用等；這些技術聽起來好像是神話，但今天的生物技術，已經可以完成這種「天方夜譚」了。

14
什麼是基因重組技術？

大家一定注射過B型肝炎疫苗，你可知道B型肝炎疫苗是如何製造的？目前最新的方法是利用基因重組技術（又叫遺傳工程）來生產。什麼是遺傳工程呢？在了解之前要先知道遺傳基因的本質。遺傳基因是由兩股像梯子的化學物質彼此纏繞成雙螺旋的物質，因為遺傳基因與生物體上的許多特徵，如眼睛顏色、身高、皮膚外觀等都有關，生物體的遺傳基因可以下命令，叫身體按照基因上的密碼表現出各種特性。

如果能夠將基因重新排列組合，也許可以製造出我們所希望的任何東西。於是科學家利用一種作用像剪刀的物質將基因剪開，然後接上一段新的基因，再利用一種有如漿糊的東西黏上。於是，原來的基因就有一段不一樣的新基因，就可生產所希望的物質了。這種基因剪接的技術就叫「遺傳工程」。

今天，遺傳工程已成為重要的科技，能夠製造各項產品，如醫藥品、農產品等，所得到的新物質對人類有很大的貢獻。例如，B型肝炎疫苗、治療糖尿病的胰島素等，這些以往昂貴的藥物都靠遺傳工程的技術大量而廉價地生產，遺傳工程真是自然界神奇的魔術師呢！科學家可以用遺傳工程方法生產胰島素，亦將細菌當作生產工廠來代工。首先，我們必須由人或動物的細胞中，找到生產胰島

素的那段基因，然後，用一種叫做「限制酶」的酵素，如同用剪刀般將它剪下，有些生物學家也利用化學合成法，將基因組成成分的核酸原料用化學法合成胰島素基因。

找出控制生產胰島素的基因後，接下來的問題是如何讓它大量生產。繁殖速度最快的生物要算是細菌，大家都有這樣的經驗：一小滴糖水暴露於室溫中，經過一天，糖水中就有千萬個細菌。生物學家就是將胰島素基因導入細菌體內，利用細菌20分鐘分裂一次的特性，進行培養。經一夜之後，所得到的億萬細菌均有胰島素基因，因此，能依遺傳原理，將細菌當作生產工廠，大量製得胰島素這種蛋白質，就可得到量多而價廉的產物。

若將大腸桿菌看作汽車製造廠，那麼，大腸桿菌工廠會製造各種汽車零件，再加以裝配成汽車。而帶有胰島素基因的質體（一種DNA）混進來，就像其他貿易商攜帶自行車藍圖，委託汽車廠代為製造自行車一樣。汽車工廠除了照樣生產汽車外，並增加一條製造自行車的生產線，就技術而言，這並非難事。所以，帶有胰島素基因的質體進入細胞後，經過一段時間的繁殖，質體會藉著大腸桿菌的生產系統生產胰島素，使得原本不具生產胰島素能力的大腸桿菌，得以大量分泌胰島素，這可是拜遺傳工程技術之賜呢！

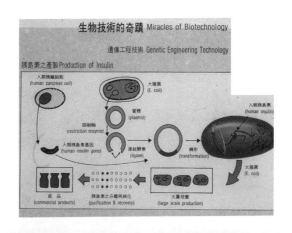

15
基因改造食品是何時開始的？

$最$近媒體上常出現有機農業、安心蔬菜、精緻農業等名詞，你知道這些是什麼嗎？其實，這些都是針對日益嚴重的環境汙染而產生的新農業革命。

二次大戰結束後，由於人口的增加以及可耕地減少，人類為了提高單位面積的產量，大量施用化學合成的農藥與肥料，以消滅農作物的病苗與害蟲。

最後，雖然達到了目的，但也造成環境的汙染，而農作物上農藥的殘毒，更直接危害人體的健康；近年來許多怪病不斷出現，癌症患者年齡的下降與擴散，都與農藥的濫用有關，可以說是人人「談癌色變」。

針對這些情況，科學家利用生物技術，發展出替代傳統化學農藥的無公害農藥，稱為「生物性農藥」。這些來自生物的農藥中，最有名的是「微生物殺蟲劑」，它是利用一種屬於桿菌的蘇力菌（英文叫BT）所生產的，它對人體無害，卻足以殺死蔬菜上的害蟲。

微生物殺蟲劑與傳統農藥相比，價格較高，殺蟲藥效較為緩和，並不會馬上看到害蟲死掉，這些缺點使得推廣受到限制，使用尚未普及。

通常我們使用殺蟲劑時，常習慣性地噴很多，要眼睛看著害蟲死掉才罷休，這時，自己也吸了不少藥劑呢！

另外，在報紙或電視上也常出現「晚上睡覺前噴藥劑殺蟑螂，早上就可掃蟑螂」的廣告詞，其實這是錯誤的。噴了化學農藥之後睡覺，人們很容易慢性中毒，應該改掉這個習慣，變成出門前噴灑才對！

科學家近年來更利用遺傳工程技術，將蘇力菌細胞能夠殺死害蟲的基因，直接轉移到作物細胞中，這樣一來，農作物自己就會製造殺死害蟲的蛋白質，而不必再施用任何農藥；這種植物稱爲「基因轉殖植物」。目前，一些先進國家已發展成功的基因轉殖植物的種類，有玉米、小麥、水稻與棉花等。

科學家期望在不久的將來，人類可以解決農藥所帶來的汙染與危害，讓大家可以吃得更安全、更放心！大家都知道，作物與蔬菜在生長時，常會受到病蟲害的侵襲，造成產量減少或葉片有蟲咬過的破洞。爲了解決這個問題，以往多使用化學合成農藥殺死病蟲、害蟲，但相對地，也造成蔬菜、作物上有農藥殘存，危害到人體的健康。

隨著科技的進步，一種稱爲「基因食品」的新農業生物技術產品已經上市了。基因食品是利用農作物的遺傳基因重組的新方法所製成的，目前成功的有玉米、大豆、番茄、馬鈴薯、油菜與稻米等。這些新品種植物本身，都具有抵抗病蟲害或殺草劑的能力，所以栽種時不必噴灑農藥，就可長得很好。

以番茄爲例，大家都知道，番茄放不到幾天就會變軟，甚至腐爛，所以無法長期貯存，若要從產地運到市場販賣，一不小心就會被壓壞了。而目前利用遺傳工程改良過的新番茄，不僅顏色鮮豔，

大而可口，貯存時間也延長了許多，好處真是不少呢！除利用遺傳工程技術外，另外有科學家將不同種類蔬果的細胞融合，塑造出兼具兩種蔬菜特色的新青菜，如白菜與甘藍融合成的新種青菜也已出現了！

　　這類以新科技開發成的作物，雖然經過美國、加拿大政府的核准，確認安全上沒有問題，但也有一些人擔心把這些新品種的蔬果吃下肚子，恐怕不太保險。更有趣的是，當研究人員為這些改造過的「新」作物申請發明專利時，居然遭到宗教界人士的反對。最後，科學家主動承認人類目前只能「改良」較低等生物，沒有能力「創造」高等生命，還是上帝行，如此才暫時平息了這一場紛爭。

　　所有的生物包括人類、動植物、細菌，都能將自己的特性傳給下一代。想一想，你跟爸媽是不是有某部分長得很像？控制生物把這些特性傳給下一代的物質，就稱為「基因」。每個生物細胞內都有許多遺傳基因。遺傳基因既然可以指揮生物的成長特性，於是，科學家為了使作物本身能發展出不怕害蟲與病菌侵害的能力，便從其他生物（如細菌）的細胞中抽出足以殺死病蟲、害蟲的基因，再注入作物體內，就得到「遺傳工程作物」了。

　　這類新作物有了它們上一代所沒有的特性，能夠抵抗病蟲、害蟲的攻擊，不但長得好又快，而且更加可口，你說神不神奇？

16
基因改造食品是如何進行的？

作物的基因改造是使作物基因組中含有外來基因，可藉細胞（原生質）融合、細胞重組、遺傳物質轉移，以及染色體操作技術而達目的。

常用的方法有農桿菌轉入法，這是利用細菌帶著別種生物基因去感染作物，基因進入作物細胞DNA中達基因改造目的，另一是基因槍法，是利用火藥爆炸或高壓氣體加速（稱為基因槍），將帶目的基因的DNA溶液以高速微彈直接送入完整的植物組織和細胞中，是基因改造研究中應用較常用的方法。

花粉管通道法則是在授粉後向子房注射含目的基因DNA溶液，利用植物在開花、受精過程中形成的花粉管通道，將外源DNA導入受精卵細胞中而達到目的。

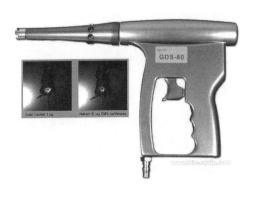

細胞融合則是早期基因改造塑造新生命的方法之一。

生物技術可以說是萬能的魔術師。以前被認為不可能的事，都將因生物科技的進步而實現。假設有兩種生物，我們想要綜合其優點、去除缺陷，利用生物技術也可完成。

例如，有一種作物生長速度慢但耐寒，另一種作物生長速度雖快卻不耐寒，我們就可以利用細胞融合得到既耐寒又生長快速的新種作物，這也是現代人之所以能吃到各種甜美、可口的水果與蔬菜的原因。

生物技術雖能塑造出集優點於一身的新品種，但卻也可能得到我們不希望有的缺點的作物，所以，如何小心選擇是非常重要的。

細胞融合技術最有名的例子，是番茄與馬鈴薯利用細胞融合之後所得到的另一種新作物，也就是地上部分長番茄，地下則結馬鈴薯的作物，稱之為「番茄薯」。這種新作物對於古代的人來說是相當不可思議的。

今天細胞融合技術也應用在農業上，而醫學上，尤其是癌症治療與疾病診斷方面也有很大的貢獻。生物學家利用細胞融合技術得到一種特殊的抗體，只能與癌細胞結合而不會殺傷其他細胞，如此一來，治療癌症的藥物與這種抗體先行連接再注射到體內，就能像飛彈一樣，準確命中目標「癌」，減輕副作用帶來的痛苦。

細胞融合技術可以說是造福人類的有效利器之一，它不僅能塑造新生命，也能生產新藥物，改進製造產品的流程，細胞融合技術可說是一項生物技術的關鍵性科技。

傳統育種技術與人工基因改造是有差異的。傳統育種技術一般只能在同一品種內個體間進行基因轉移，而人工基因改造技術所轉移的基因則不受生物體間親緣關係的限制，可跨越品種的限制。

17
基因改造食品是一種什麼樣的科學？

傳統育種技術一般只能在同一品種內個體間進行基因轉移，而人工基因改造技術所轉移的基因則不受生物體間親緣關係的限制，可跨越品種的限制。

傳統的育種和選擇技術一般是在生物個體上進行，操作對象是整個基因組，所轉移的是大量的基因，人工基因改造技術則可準確地對某個單一基因進行操作，也就是經過明確定義的基因，功能清楚，後代表現可準確預期。

基因改造食品科學是一種新綠色革命。由於人口急劇增加與生態環境長期遭受嚴重破壞，農業產品已無法充分滿足人類的需求。1960年代，為了解決開發中國家的人口問題，聯合國和美國的一些基金會，支持若干開發中國家進行育種工作，育成「奇蹟米」等高產量品種，這些成果，就稱為綠色革命。到了1970年代，生物科技的進展對農業產生了另一波的影響，這些活動就稱為新綠色革命。新綠色革命中所運用的技術是生物技術與電腦自動化技術。

大家對有機蔬菜、生機飲食、水耕蔬菜等，相信應該不陌生。此外，對一些又大又甜又多汁的水果如蓮霧、西瓜等，你必定也很喜歡。以上這些蔬果都是運用基因改造來改良它的遺傳特性，並以全自動電腦控制方式來調控農作物的生產，使得農場如同工廠

一般，產品不但良好，品質也能保持均一。此外，科學家同時也利用生物技術來解決土壤汙染問題，以恢復地球原有的生態。科學家並預測，這將是二十一世紀農業發展的新方向。

而電腦應用在農業生產上可達到農業現代化目的，具體項目有：以微電腦與自動控制將農業資料作貯存及調閱、控制農業生態環境、預測作物產量及病蟲害的發生、調查農業自然資源監測農業生產條件、畜牧飼料管理與飼料配方的自動化等。

又如水耕栽培法、水氣培養法等利用液體培養法所進行的農業生產，這是一項農業生產工業化的構想。也就是在工廠中，利用微電腦調控生長環境以生產農作物的想法。近年來，對於某些藥用植物與作為保健食品的植物，也藉由電腦控制技術來進行大規模生產如大家熟知的水耕蔬菜、靈芝，以及進行藥用菇類的培養等，可見新綠色革命所採用的技術是多方面的。

18
基因改造產品是一種什麼樣的產業？

基因改造產品產業是延續古典生物技術到新生物工業而來，那麼，什麼是生物工業呢？簡單的說，凡是利用生物機能來生產有用物質或是解決人類問題的產業，就屬於生物工業。可見生物工業是由利用生物體機能的技術所衍生出來的，而以研究生物體機能為對象的技術叫做「生物技術」。

事實上，利用生物機能的產業並不是現代人才開發出來的。長久以來人類所累積的生物學研究成果，才是促成生物工業的最大功臣。

從歷史觀點來說，有了人類就有生物工業。古典生物工業是以利用微生物為主的釀造業，其起源甚早，在距今7,000年前左右的美索不達米亞遺跡中，已有啤酒的楔形文字記載，可見當時已有釀酒技術。因此，釀酒可說是最古老的生物產業。除了釀酒業外，醬油、味噌、麵包、醋與醬瓜等等，也都屬於古典生物工業的範圍。

隨著人類科技的進步，到了二十世紀後，產生了新的微生物技術，這也是大家所熟知的發酵工業，使得微生物利用工業更上一層樓。所生產的有用物質包括胺基酸（如味精）、有機酸（如檸檬酸）、維生素、色素、溶劑（如酒精、甘油）、蛋白質飼料、酵素、食品與醫藥品等等，可說琳瑯滿目。微生物真可稱為全世界最

小的化學工廠！

　　廣義的生物工業包括古典生物工業與新生物工業，新生物工業可說是生物學家在細胞學與遺傳學綜合的研究成果上的應用。人類很早就知道生物有遺傳現象，但其機制卻遲至1950年代華生（J. D. Watson）與克里克（F. Crick）發現分子結構後才終於明朗。

　　到了1970年之後，人類又開發出能改良遺傳基因的技術。由於改變了原有基因的特性，所以可以生產原先無法合成的新物質，這就是遺傳工程技術。例如，以遺傳工程技術可以使原先用在釀酒工業的酵母菌，也能生產B型肝炎疫苗。以遺傳工程技術為主，加上其他新發展的細胞融合與培養技術，以及酵素與反應器工程技術等等，就成為所謂的新生物技術，而由新生物技術所衍生出的產業，就是所謂的生物工業。

　　古典的生物工業偏重在微生物的利用，而新生物工業則擴及到農、林、畜產、能源、採礦與環境保護方面，範圍更為擴大，也包括基因改造食品。基因改造產業在時代潮流背景下已成為主要高科技產業之一了。

19 基因改造是否違背自然法則？

不僅基因改造違背自然法則，整個生物技術亦然，對人類到底是福？是禍？生物技術當然是有其負面影響的。

隨著科技的進步，現代化物質文明的發展，人類製造了許多新產物，也間接破壞了地球原有的生態平衡，例如，工業廢水、廢棄物、空氣汙染等，造成了溫室效應、熱帶雨林的破壞等。

隨著生物技術的發展，還有一種汙染源正悄悄地到來，如果不加以注意的話，將來的危害程度，可能比任何一種汙染都要嚴重，這就是遺傳基因汙染。

基因改造技術是生物技術中最重要的關鍵性技術，靠這項技術，人類能製造出以前不存在的各種遺傳基因，得到具有特殊功能的生物，有如神話中的妖怪。當然，目前我們主要是利用這些遺傳工程生物來生產對人類有用的醫藥品、工業產品，但如果被誤用或管理失當，也可能成為另一種汙染源，為人類帶來禍害。

10年前在法國巴斯德研究所，曾有幾位從事遺傳工程的年輕科學家相繼患癌症死亡。1988年，阿根廷曾發生首件因遺傳工程實驗感染人類的例子。1978年，英國伯明罕市突然發現天花病例，這種已告絕跡的流行病居然重新出現，追查原因是研究天花疫苗時病毒汙染造成的。

當然，我們不能只從這些例子就斷言那是遺傳基因汙染造成的，但我們卻不得不重視這項汙染所造成的生物災害。一般的物理性或化學性災害，汙染環境有一定的限度，但引起生物災害的遺傳基因汙染則不同，生物是活的，一旦汙染了外界的環境，很可能繼續擴散而無法停止。

　　目前，科學家已有防止遺傳基因汙染的方法。第一項稱為「物理性的封閉」，也就是將遺傳工程實驗場所與外界隔絕，並依研究內容與設備分為四個等級，以避免經遺傳工程改造的生物流落到自然環境中造成禍害。另一種方法則是採用在外界環境無法生長的細胞。這兩種方法雖非絕對安全，但可使生物災難發生情況降低。

　　1989年年底，日本國立預防研究所遷到東京新區的計畫，曾遭到當地居民反對，因為在東京鬧區設立遺傳基因實驗室，有如原子彈隨時會爆炸，後果甚至有過之而無不及。

　　「水，可以載舟，也可以覆舟。」生物技術的成就為人類帶來福祉，但它造成的負面影響也不可忽視。我們在發展生物技術的同時，也應避免遺傳基因的二度汙染，否則將來發展到無法收拾時，那就不是人類之「福」了。

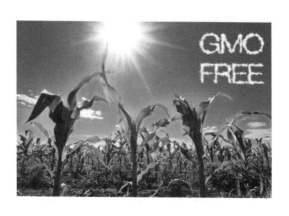

20
基因改造食品的戰爭是怎麼回事？

科技與商業發展有如無形戰爭，各國都在比高下，但另一方面來說，類似基因改造食品這種高科技也是實質的戰爭，藉由基因改造食品的輸出，平時就漸漸削弱人民體質，而不必等實質戰爭才使用，與基因改造食品雷同的是生化武器，但生化武器是真正發生戰爭時才會使用，大家都會害怕，基因改造食品戰爭就較不易察覺，其實結果是一樣的。基因改造及生化武器事實上是看不見的新污染。

大家都知道，目前地球的生態受到破壞，造成嚴重的污染，比方說空氣中有許多肉眼可見的懸浮物，河川有廢棄物與垃圾污染，但是有一種新污染源卻是肉眼看不見的，它正逐漸侵襲著人類。

自從有了新生物技術之後，人類利用基因改造法塑造新的物種，但是這類經過改造的基因卻散布在開放的環境中，沒有人知道什麼時候會引起傷害。由於愛滋病與基因改造的研究幾乎是同時間發生的，所以也有研究人員認為，愛滋病的起源可能與改造後的基因污染有關。

美國九一一恐怖攻擊發生後，接連發現數起炭疽菌信件感染人體的案例，使得全世界對致命的生化武器聞之色變。目前美伊之間的戰事雖已緩和，但令人擔心的是，這些足以殺死全人類生化的武

器是否已在環境中造成汙染了呢？

生化武器號稱「窮人的原子彈」，也就是殺傷力不比原子彈小，但卻容易製造，而且成本低。生化武器包括化學性毒氣與生物性病原體（細菌、病毒），幾年前日本東京地下鐵的「沙林毒氣」就是化學性的，而生物性病原體施放在戰場上，受感染的士兵就會生病失去戰鬥力，更可怕的是會不斷傳染給別人！所以比化學性武器殺傷力更大。

生物性武器種類很多，包括天花病毒、炭疽菌、肉毒桿菌、鼠疫菌，以及伊波拉病毒等。其中肉毒桿菌是全世界最毒的物質之一。

雖然生化武器與原子彈一樣，在國際間的軍事考量上具有恐怖平衡的作用，但這種肉眼看不到的病菌若管理不當，一旦汙染了環境，將造成難以收拾的後果。1970年代蘇聯就曾有生化細菌外洩的例子，幸好及時處理，沒有釀成大災害。

科技能造福人類，但也會對人類帶來另一種災難，尤其是與生物技術相關的研究，譬如遺傳基因，這種肉眼看不見的新汙染源是全體人類都必須小心處理的。

生化武器是科技被誤用的結果，只要出現一群狂人，生產大量生化武器，黑死病將重現江湖。可見發展科技是件多麼需要慎重考慮的事！

目前有30種病菌可製作成生物戰武器。可怕的是，目前全世界仍然有許多國家仍在研究生化武器，包括美國、俄羅斯、德國、伊拉克、北韓、巴基斯坦、中國大陸、伊朗、古巴。

21
生命專利與基因專利？

人類以科技改變生物的基因，創造了新生命，也改造了新基因，但這些新生命及新基因能否申請專利呢？答案是否定的，因為生命與基因原先就存在於大千世界，而且各地都有其特色，這就是所謂「生物多樣性」，生命與基因不是單獨個人所發明的，所以基因與生命的專利是指經基因改造後製造產品的流程而已。

基因改造後使作物更容易生長，提供人們更多的糧食來源。但工業發展造成環境的破壞，使原始種類的生物近乎絕種，這種現象可能會為人類帶來災難。所以，近年來許多國家正積極探究「生物多樣性」的課題。

生物為了適應千奇百怪的生存環境，演化出十分龐雜的種類，高山、海洋、沙漠及雨林的生物都各有各的種類，在自己的環境中形成微妙的平衡。

所謂「生物多樣性」，就是指這種複雜多樣的情形，包括物種多樣性、遺傳多樣性及生態系多樣性。

野生動、植物在平衡的生態系中生存了幾千萬年，能夠堅強地對抗疾病、嚴寒與乾旱。但人類以「基因工程法」改良的品種卻像是溫室中的花朵，一旦無法適應環境時，就會集體滅亡；可是，今

天所有供應我們食物與工業的原料作物，爲了方便控制，大都經過基因改良，所以，問題就浮現了。

1970年代末，東南亞地區的水稻得了一種病。因爲水稻基因經過改良，而且都由人工育種，每一代的基因都相同，對同一種病都一樣沒有抵抗力，因此大量枯死。科學家好不容易在印度的一個山谷中，找到野生品種的水稻，才及時挽救了當時的稻米危機。

巴西咖啡也曾感染疾病而產量大減，科學家橫越半個地球，到非洲伊索匹亞找到可抵抗的基因，與巴西咖啡雜交後才把咖啡救回來。因此，現在大部分巴西咖啡都是這棵伊索匹亞咖啡的後代！

可見基因科技的進步，已造成原有生態平衡的混亂。保育工作讓地球免於浩劫，基因改造的作物和牲畜愈來愈多，原始物種卻一再滅絕，萬一哪一天又來個什麼傳染病，豈不嚴重威脅到人類的生存嗎？

過去的保育比較重視拯救受威脅的某一種生物，但是具有多樣性生物的生態系統，才是牠們生存的家園。因此，只有推動生物多樣性保育工作，才能使地球免於浩劫。

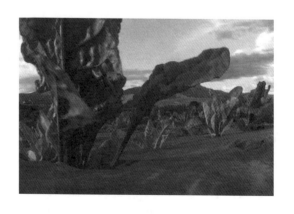

22
基因轉殖動物除了食用以外有何用途？

由於複製技術的突破，未來科學家將可以把基因轉殖技術與複製技術結合，讓基因轉殖動物（transgenic animal）藉由複製法將有用遺傳特性繼續繁衍下去，而且此兩項技術預料將成為生技產業中極受重視的項目。在未來可能的應用與商機如下：

（1）生產藥物的家畜

目前已有許多生技公司進行此方面的研發工作，如美國Genzyme Transgenics公司、英國PPL Therapeutics公司與荷蘭的Pharming公司等，對象有牛、山羊及兔子等。目標產物很多，如以牛來生產血纖維原（fibrinogen），用以止血，藥用酵素alpha-1-antitrypsin，用以治療纖維囊腫病人肺部的發炎，此酵素可由基因轉殖的羊乳汁中抽取。此外，以基因轉殖家畜可生產紅血球生成素，血栓溶解素以及干擾素等。

（2）人類器官的量販

以動物器官作為醫學用途移植到人體上，已有許多成功例子，但目前最大的問題是有免疫排斥現象。

目前有許多研究目標是要將排斥的基因轉入豬體內，將來藉由基因轉殖以及複製技術，進行人體器官的量販與生產不再是夢想。依估計，器官移植一年大約有100～150億美元市場。

（3）改良家畜品質

　　家畜品質的改良自古以來就有，傳統的遺傳育種結合近代生物技術，將使育種工作進入另一新里程。改良家畜產品的品質，包括減少肉中脂肪含量，改進乳汁品質與產量，以及提高家畜的生長率等。將生長激素的基因轉殖到目標家畜體內，可使家畜生長速度加快15～30%。又如將人體乳鐵蛋白（lactoferrin）以及溶菌酵素（lysozyme）等相關基因移入家畜體內，利用這種基因轉殖牛所得到的牛乳與人奶，極為類似，並有助於抑制嬰兒腸內有害細菌的生長，發展空間可說是無窮。

（4）稀有動物的保存與絕種動物的復活

　　這項工作不但有學術上的價值，也充滿商機。假如真的有古代絕種的長毛猛獁象復活，相信大家都會有一睹廬山真面目的慾望。許多目前逐漸減少，甚至面臨絕種的生物，也許可以利用複製技術來保存，大家所熟知的貓熊便是熱門的研究例子之一。人類期待利用複製技術能挽救面臨滅絕危機的5,400種動物，以及4,000種植物，猛獁象復活計畫是此一應用的明顯例子。

（5）不孕症方面的應用

　　複製技術將影響未來的生殖醫學發展，無疑將會解決婦女內分泌與不孕症的問題。相對地，也會帶來倫理與道德問題，而此則有賴人類智慧來解決了。

（6）基因轉殖動物衍生產品

　　利用基因轉殖動物可生產下列產品：高生長率家畜、生產低脂肉類的禽畜、生產類人奶的乳牛、高泌乳量乳牛、生產人類藥用蛋白質牛奶之乳牛（動物工廠）、抗病力高的禽畜、生產供移植用的器官，以及產製優質羊毛的綿羊。

至於由基因轉殖動物生產的蛋白質是透過動物乳腺組織所生產，會使外來基因產物不斷堆積體內，造成基因轉殖動物不適。但乳腺中外來基因產生的蛋白質穩定，且可持續累積。泌乳家畜（如牛與羊）泌乳期長、乳量大（乳牛乳量一年可達8,000公斤），乳汁蛋白組成單純，回收與純化單一產物成本較低。

23
動物工廠代表的意義？

由於複製技術的突破，未來科學家將可把基因轉殖技術與複製技術結合，讓基因轉殖動物（帶有別種生物基因的動物）藉由複製法，將有用的遺傳特性繼續繁衍下去。這兩項技術預料將成為生技產業中值得重視的項目，最大的用途是利用基因轉殖家畜生產治療疾病的藥物。此即所謂「動物工廠」，亦即以大型動物來生產藥物。

現階段這些生技醫藥品，可利用細菌、酵母菌、組織培養，以及遺傳工程技術來生產，但由於微生物所分泌的蛋白質，也必須經過化學修飾才能得到有活性的蛋白質；因此，若利用家畜來生產，不但無此缺點，而且產量高、價位低。例如，基因轉殖乳牛每天所分泌含有一公斤蛋白質的牛乳中，可從中抽取1～2公克的藥物，換句話說，一頭乳牛就相當於10,000公升的微生物培養槽，成本低於千分之一。

目前已有許多生物技術公司進行這方面的研究工作，對象有牛、山羊及兔子等。目標產物很多，如以牛來生產血纖維原，用以止血；藥用酵素用以治療纖維囊腫，生產紅血球生成素、血栓溶解素以及干擾素等，這些生技醫藥品在2016年時，將有近200億美元的市場。

動物工廠目前已有產品上市，以基因轉殖動物來生產生技醫藥品的動物工廠，由於受到生技醫藥品龐大市場影響，所以研發起步很早，也是熱門項目之一，具有無窮潛力。據估計2005年，基因轉殖生產的蛋白質醫藥品有20億美元市場，2013年時更有188億美元，所以已成為各大生技公司研發的方向。

至2013年底為止，基因轉殖動物生產的生技醫藥品有近50種進入臨床試驗，其中有四種為臨床三期（Phase III）。而GTC Biotherapeutics（原Genzyme Transgenics）所研發的抗凝血素（Antithrombin III），是全球第一項上市的基因轉殖動物生產的生技醫藥品。

以重組DNA技術來開發動物工廠用以生產蛋白質，具有許多優點，如一般微生物與動物細胞難以分泌的特殊蛋白，或是經過修飾，與醣類結合的蛋白產物，也很容易大量生產。目前已進入第三階段臨床試驗的人體抗凝血素III，就是必須經由羧化作用（carboxylation）的特殊修飾，才具有活性；同樣的道理，特殊化學家已考慮以動物工廠來生產α1抗凝血素，以及血液凝固第八因子。

血液凝固第八因子是與醣類結合的巨大蛋白，以動物工廠來生產較其他方法有利，其他用量大的醫藥品與化妝品若以此法生產，將對現有產品造成很大威脅，例如抗體，組織型胞漿素原活化劑（TPA）、白蛋白（albumin）以及人體膠原白（collagen）等。

1996年英國的狂牛病事件，使得許多人質疑動物工廠產品的安全性問題。英國政府在1997年1月，以可能會感染未知病原體的理由，提出警告勿以這類牛、羊生產蛋白產物，目前雖然牛乳汁中並未發現狂牛病的病原體蛋白質傳染體（prion），但動物工廠相

關生物技術的發展，倒是值得觀察。

AT Ⅲ在2011年上市，是進展最快的基因轉殖動物蛋白用藥，除此之外，荷蘭Pharming公司利用基因轉殖兔生產α-葡萄糖苷酶（glucosidase），進行第二階段試驗。Pharming公司也與美國Genzyme公司共同合作成立新企業，推動此項產品的研發與商品化工作。此外，英國PPL Therapeutics公司可以基因殖羊生產人體α-抗胰蛋白酶（antitrypsin），也獲美國政府承認爲孤兒藥（極稀少、極昂貴的藥）。

複製動物供食用 安啦！

FDA掛保證

〔編譯陳世欽／報導〕洛杉磯時報廿三日報導，美國食品藥物管理局（FDA）的兩名科學家在一項報告中總結說：「獸醫產科學雜誌」的報告中總結說：「所有研究結果均顯示：複製動物的肉、乳成分都符合美國的標準。」

最新研究報告中指出，複製動物及其後代的肉、乳均安全無虞，應該允許其進入食物供應鏈，而且不需特別標識。

這項結論剛剛顯示，FDA下個星期公布一項安全評估報告時，將支持在牛豬羊等動物上利用複製科技，並爲正式批准複製動物肉乳製品上市清除障礙。

FDA兩名科學家在發表於一月最近公布的一項民調顯示，百分之六十四的美國人對複製動物感到不自在，百分之四十三的受訪者認爲來自複製動物的食品不安全。

許多牧場與乳製品業者已經複製生產肉、乳的性口，爲前FDA五年前要求業者勿讓複製性口及其後代的肉、乳製品流入消費市場。部分牧場業者已經複製，許多美國人對複製動物的性口絕對沒有複製性口的後代，蒙大拿州查洛市牧場業者柯爾曼表示：「許多複製性口的後代早已進入食物……

這項報告立即引起部分食品安全專家的強烈反應。華府非營利組織「食品安全中心」執行長金柏雷爾表示：「多年來FDA一直企圖以這種拙劣的科研結果欺騙我們。在過去幾年，有些送入屠宰場的性口絕對是複製性口的後代……

華府Pew食品暨生物科技計畫斷辯。）

鍵。）

24
什麼叫後基因體時代？

破解人類遺傳基因接下來的工作就是，如何將這項結果實際應用，作出對人類有用的物質，這就是所謂後基因體（Post-Genome）時代。

基因體新藥產業，後基因體時代是一項新產業，這是由新基因的發現開始進行一連串劃時代的研究，發現新基因之後，探討新藥研發目標，挑選最適合、優先項目，結合藥物基因體學，然後到臨床開發新藥爲止。

事實上，基因體新藥相關產業是以人類基因體計畫爲中心，以全球生命科學的進展、醫療、經濟等需求爲背景所誕生的新產業，包括基礎研究到應用研發新藥。這種以基因體爲依據的新藥開發，已在歐美製藥界產生很大衝擊。

傳統疾病的研究方法爲利用已知之疾病探討相關致病的遺傳基因，而基因體新藥的研發則恰好是相反步驟，也就是由基因序列資訊當中鎖定特定的基因來發展新藥。

人體可能有3～4萬對基因，目前已鑑定出8,000對左右，僅爲20%左右。人類以外的生物，如細菌、酵母菌及線蟲等，全部基因序列已解讀完畢。這些不同物種間的機能，進化相同之基因解析也積極在進行。人類以外生物各基因功能之解析迅速推展的話，將有

助於人體基因機能之推測。加上構造基因學的研究，若能將人類基因各個族群加以分類的話，必更能準確地得知各項機能。由細菌基因之解析，也可研發出和以往之化學結構與作用機制完全不同的新抗生素藥物。

因人設事的未來醫療與目前的醫療體系對應同一種疾病所使用的醫療方法與藥物都是相同的，所以有時會發生同一種症狀的不同病人產生不一樣的結果，有些人有實際功效，而另一些人非但沒有效果，反而有其他副作用。主要原因是因為各人身上的基因結構並非完全相同，所以未來基因謎逐漸解開之後，醫生就可依據每個人的基因特色進行醫療，如同訂做衣服一般，是「量身訂做」的，這樣一來，更能夠使醫療效果發揮最大功能。

科學家依照基因排列順序，也可找到造成疾病的原因，如過敏症、老人痴呆症，以及癌症等，然後可以依據生病的基因來研究治療的新藥物，如此一來，以後生病就不用擔心，因為人類將擁有快速又有效的藥物了。

過去100年來，藥物的開發可以分為幾個階段，第一代藥物主要來自天然物及其衍生物，以及無意發現的合成藥物；第二代則是依近代遺傳工程、生物化學原理所開發的藥物；目前之新藥開發已進入了第三代，若說第一代新藥開發是化學驅動（chemistry drived）的話，那麼第三代新藥開發就是屬於生物技術驅動（biotechnology drived）。這是一項以疾病本質為基礎的治療法，以及以預防疾病為主要目的之新藥開發。所涵括的科學領域，有資訊科學、自動化工程、機器人工程、生物資訊學、化學資訊學（chemoinformatics）等。也就是以基因體為目標導向（target drived），可預測的藥物基因組學（pharmacogenetics）所進行的新

藥開發與醫療。

這樣的流行趨勢，是依病患的基因型（gene-type）來選擇藥物，治療方式乃依藥物反應、副作用及藥物代謝的個體差異而不同，因此是一種量身訂作醫學（tailored or tailor-maid medicine）或稱之爲個體醫學（personolized medicine），也是一項正確藥物對應適當病患（right drug to right patient）之醫療行爲。由傳統的整體醫療方式轉向於個別治療。

第三代的新藥研發是以預測爲基礎，因此，在整體新藥開發時程將比第一代、第二代更短，目前以生物技術導向的藥物占全球藥物市場的5%，有369種正進行試驗。預料未來以生物技術爲導向的藥物將急速增加，並占有一定市場，所以對傳統藥廠而言，與生物技術公司合作，甚至併購生技公司將是未來的發展趨勢，生物技術在藥廠研發新藥初期扮演的角色，將會愈來愈重要。生物資訊學也成爲新藥研發的必備領域了。

第一代傳統新藥開發需時甚長，花費金額可能在5億美元，在臨床前階段至少需針對5,000種目標化合物進行評估，挑選其中5種進入臨床實驗，平均可能僅有1種通過核准。目前後基因時代的新藥研發由於具有目標特性，在挑選化合物與臨床實驗階段，可以縮短時程，但在初期階段需基因體所提供的大量資訊，並進行分析與研判，所以新藥的開發費用整體而言，花費與傳統方法可能相差不多。

基因改造對環境爲什麼有害？

1

耐除草劑黃豆如何產生超級雜草？

在農田上雜草的產生是常見的，所以才需要除草，農藥殺不死的超級雜草也偶有所聞，但自從有基因改造作物後，超級雜草愈來愈多，終於成為常態現象了。目前超級雜草已占據了美國基因改造棉花、大豆和玉米種植的主導地位，三種作物都達到總種植面積的85%以上。這些基因改造作物中的大部分都具有抗除草劑性能，既能除掉入侵性雜草、防止作物損失，又能避免作物受到除草劑農藥傷害。黃豆生產國均採大面積栽培，為方便噴灑除草劑，黃豆多半植入抗除草劑基因，又以俗稱「年年春」（Roundup）的嘉琳塞（又叫草甘膦，Glyphosate；N-（phosphonomethyl）glycine）最普遍，這是一種廣效型的有機磷除草劑，也是一種非選擇性內吸傳導型莖葉處理除草劑，1970年由美國孟山都公司研發成功。

理論上，這一方式應能減少農藥用量，為農民省錢，還能減少過度使用化學物汙染環境的負面影響，也就是減少野生動植物的死亡。但事實上並非如此，植物因為要繁殖而開花，花粉藉由各種方式傳播，而雜草的花也會得到含抗除草劑基因黃豆的花粉，使普通雜草成為耐除草劑超級雜草。

美國政府曾於2007年3月初步判決，禁止販售孟山都的耐嘉磷塞苜蓿種子。造成這項判決的原因，係由於2007年2月裁定了

美國農業部動植物防疫檢疫署（Animal and Plant Health Inspection Service, APHIS）在2005年核准生物技術作物商業種植前，所準備的一份環境衝擊評估報告，因此耐嘉磷塞苜蓿種子進入列管名單內。而且除草劑的用量並沒因為有了基因改造作物後而減少，反而增加。

1995年，加拿大開始商業化種植基因改造油菜。但之後的幾年，油菜的抗除草劑基因也藉由花粉移至附近的雜草，雜草也變得具有了抗性，成了「超級雜草」；另一方面，收穫時散落的油菜籽第二年重新萌發，但若第二年這片田種植的不再是油菜而是別的作物，哪些萌發出的油菜也成為另一作物的「超級雜草」。這些「超級雜草」還會透過交叉授粉等方式，進入別的植物。雜草化油菜目前在加拿大的農田已非常普遍。

從任何一種基因改造農作物試驗中所產生的改造基因，已證實會轉移到地區性的野生植物當中，進而創造出能抵抗強除草劑的「超級雜草」。美國除草劑用量一直呈現增加趨勢，原因之一是農民遇到了抗嘉琳塞雜草的問題，這一點是毫無疑問的，但由另一角度來看，非基因改造除草劑的抗藥性問題也一樣嚴重，甚至有過之而無不及。

據國際最新抗藥雜草調查估計，美國目前被抗嘉琳塞雜草入侵的耕地約有1,600萬英畝，但有人估算認為這一面積可能高達6,000萬英畝。未來幾年，美國將有三分之二的農田染上抗嘉琳塞的雜草。

但農民在過度使用農藥與未進行正確農田管理也要負起責任，農民應開始考慮在數年內種植非基因改造作物，以便減緩雜草抗藥性的迅速蔓延問題。

在人類過往的農耕史上，從來沒有對除草劑的抗藥性傳播得如此遠而廣，且速度這麼快，帶給農民和農村社區如此複雜的環境後果。

GMO管理不確實

培育十年基改木瓜偷偷上市

2
基因改造玉米對帝王蝶有害？

基因改造玉米是否對帝王蝶有害，是呈現兩極意見的爭議話題。1999年，知名的《自然》雜誌發表的一篇文章曾說，基因改造玉米會影響北美洲帝王蝶的生存，但2001年9月以後，在《美國自然科學院學報》上發表的5篇研究文章的結論卻正好有完全不同的結論。

主張基因改造玉米對帝王蝶有害者指出，目前蝴蝶面臨的威脅之一，是基因改造玉米的花粉上所產生的毒素。這種毒素會殺死6種瀕臨絕種蝴蝶，亦包含帝王蝶，而這些蝴蝶是依靠一種馬利筋屬（milkweed）的植物而生存的。

這些有毒花粉來自於被稱為「BT玉米」的數種經基因工程改造的玉米。Bt是*Bacillus thuringersis*桿菌的簡稱，此一細菌內合成的殺蟲蛋白也以Bt為名，是一種號稱對人體無害的微生物殺蟲農藥，Bt基因已移入許多作物中，用來抗蟲，並減少殺蟲劑之使用量，BT玉米只是其中一種。業者宣稱BT玉米能抗數種害蟲，實驗室內的研究與真實環境情況是不同的，且帝王蝶的幼蟲幾乎不可能曝露在BT玉米的毒素之下，因為大部分的馬利筋屬植物都不生長在玉米田中或其周邊。

業者也企圖降低負面科學報導的可信度，何況這篇刊登在

《自然》雜誌的報導，科學上來說並非是很嚴謹的文章。有毒的BT玉米花粉對帝王蝶的殺傷力比殺蟲劑要小得多，如果沒有BT玉米帝王蝶的傷亡會更慘重。但BT玉米在市面上的出現並未使得玉米田中的殺蟲劑使用量顯著降低。業者殺蟲劑銷售仍一如往常。

　　有科學家用基因改造玉米餵食帝王蝶，發現腸道受到影響而發育不良，儘管許多人引用這項實驗，但實驗本身卻因有些瑕疵而降低了可信度。另有實驗指出，用人工將高濃度轉基因改造玉米花粉與帝王蝶幼蟲接觸，死亡率會增高，而在自然條件下，BT玉米只作用於螟蛾。帝王蝶的幼蟲是生活在一種名為馬利筋屬的植物上，而不是在基因改造玉米上生長，因此，帝王蝶反而有更多機會受到飛機播撒的化學殺蟲劑的殺害。

　　基因改造玉米對生活在玉米田中的帝王蝶或許不會造成太大危害。科學家估計，在美國中西部地區，只有0.05%或更少的帝王蝶是因為基因改造玉米的毒害而死。

　　帝王蝶是美國民眾十分喜愛的一種野外觀賞昆蟲。1999年，美國康奈爾大學昆蟲學教授所發表的文章是在實驗室中用混合基因改造抗蟲玉米花粉的飼料餵食帝王蝶幼蟲，死亡率高達44%。基因改造抗蟲玉米本來的培育目的就是為了對抗害蟲，帝王蝶是一種昆蟲，吃多了這種玉米花粉會死，其實並不奇怪。

　　美國環境保護局組織昆蟲專家對帝王蝶問題展開專題研究，得到結論是，野外帝王蝶通常不吃玉米花粉，因為它們在玉米散粉之後才大量產卵，在所調查的美國中西部田間，基因改造抗蟲玉米栽植占總玉米面積的25%，而玉米田間帝王蝶的數量很多，並未受到影響。

　　最後結論雖有正反不同結果，但基因改造會造成汙染卻也是事

實。基因汙染降低生物多樣性最重要的例子，是墨西哥的基因改造玉米汙染事件。墨西哥的原生種玉米遭到基因汙染，原因為美國基因改造玉米輸入，而農民在不知情的狀況下種植，產生混雜。墨西哥是現代玉米的種源地，玉米也是當地的傳統主要作物，當原生玉米遭到基因汙染時，科學家擔心玉米的遺傳多樣性就此喪失。

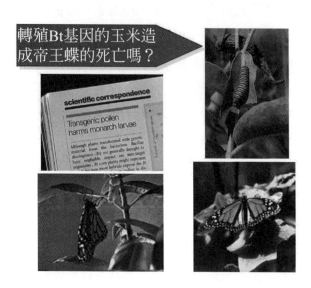

轉殖Bt基因的玉米造成帝王蝶的死亡嗎？

3
蜜蜂大量消失與基因改造植物有關嗎？

目前對人類有用的1,300種植物中，有七成要靠蜜蜂來授粉，所以蜜蜂若絕種會直接影響全球植物的繁衍依靠，而由於農作物的大量欠收，接著部分植物會絕種，食物鏈斷裂並禍及相關食物鏈之內的其他生物，所以愛因斯坦曾預言：「如果蜜蜂從世界上消失，人類也僅僅剩下4年的光陰」。

而近10年來，美國、義大利、波蘭、葡萄牙、中南美洲、中國，甚至臺灣都陸續出現大量蜜蜂消失的情形。世界各地發生一連串的蜜蜂失蹤現象，科學家百思不解，科學家們將這種蜜蜂大量失蹤卻找不到屍體的現象稱為「蜂群崩解失調」（Colony Collapse Disorder, CCD），也就指造成蜂群大量死亡的疾病或症狀。但這種現象之前也發生過，自1980年至現今，有過兩次蜂蟎侵害；另外，從1894年之後，也發生過3次突然蜜蜂大量死亡的事件，但與這次不同之處在於之前的蜂群都只發生在特定區域，現在卻是全球各地不定點蜜蜂集體消失。

有關蜂群崩解失調的原因推論極多，但都沒有足夠的證據可以完整說明。原因有營養失調、基因改造作物、電磁輻射、殺蟲劑或農藥、病毒與真菌、氣候暖化等，都可能成為蜜蜂可能的潛在「殺手」。

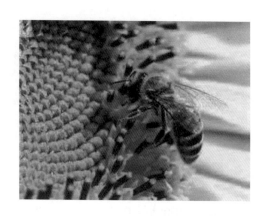

　　美國加州大學舊金山分校的研究團隊曾宣布，他們已找到引發這場蜂群消失的可能致病因子為東方蜂微粒子蟲（*Nosema ceranae*）。

　　加拿大安大略省養蜂專家杜森（David Vander Dussen）推測，美國成年蜜蜂消失的原因可能與神經中毒有關，而導致蜜蜂神經中毒的最可能原因又與殺蟲劑使用有關，也有研究指出，蜜蜂最可能的致死原因是植物中存在的一種特殊化合物，這種化合物能夠經由植物的整個循環系統，傳遞到植物新長出的葉子或花朵裡，而蜜蜂在採蜜時遭到了這種特殊物質的感染。

　　國立臺灣大學研究團隊歷經8年，進行跨領域追蹤研究也有突破性發現，蜂群崩解失調的原因是一種類尼古丁的農藥殺蟲劑「益達胺」（Imidacloprid），造成工蜂中毒後沒有能力飛回，還會減低幼蜂學習能力，導致蜂群崩解失調，益達胺是一種類尼古丁的農藥，常被農民用來浸泡種子，或直接噴灑在土壤，所以整株植物都會吸收，能有效防治害蟲，益達胺會讓蜂群變笨，失去方向感，已經列為歐盟禁用名單，但歐盟禁用益達胺之後仍有蜂群消失案例，可見此項研究與其他研究相同，都只是針對個案，而無法解釋各地

通案，據歐盟最新研究顯示，歐洲蜜蜂大量消失的原因，恐與寒冷的氣候有關，與先前所推斷的原因有顯著的差異。

　　養蜂場為了避免蜜蜂生病，讓蜜蜂吸收多種抗生素以防止感染，但卻因此殺死了蜜蜂內臟裡的天然細菌。這些細菌的作用是協助把花粉發酵，製成蜂群食用的食物。但某些科學家認為，缺乏天然食物並非蜜蜂失蹤的主要原因，人造食品、基因改造作物到底有沒有害死蜂群，倒是值得進一步研究。

4
環保團體如何抗爭基因改造產品？

遺傳基因的基礎研究始自英國，但基因改造的商業化卻是在美國完成的，基因改造產品上市時，歐洲是最早反對的地區，早在1990年代基因改造番茄罐頭進入歐洲時，英國環保團體就曾發起抵制，使得產品全部下架退回，這是基因改造產品遭抗爭的首例。

歐盟則是由1999年6月開始，以新科技對環境、人類健康影響不明的「預防原則」（precautionary principle）為由，限制基因改造食品的進口。美國、加拿大、阿根廷等國則於2003年5月對WTO提出申訴，WTO做出初步裁決（preliminary ruling），歐盟過去限制基因改造作物及食品進口是違反自由貿易原則。最後，連基因改造玉米也在歐盟獲得了種植許可。按照歐盟規定，即便在歐盟層面對基因改造玉米發放了種植許可，各成員國依然有權自行決定是否接受這種基因改造玉米在本國種植。

雖然歐盟於2003年8月就取消了一部分的限制政策，允許經過檢驗確定安全的基因改造食品進入歐洲市場，但美國各地和全球50多個國家及地區仍在2013年5月25日同步舉行了遊行示威活動，抗議孟山都公司生產基因改造產品。全球有52個國家436個城市在當天舉行了類似示威活動「抗議孟山都」，包括美國、加拿大、英

國、比利時、荷蘭、法國、奧地利、德國和阿根庭等國。示威者揮舞著「眞實人吃眞正的食物」（Real Food for Real People）、「標示基因改造食物，這是我們的知情權！」。

美國參議院曾以71：27的比數，否決了強制標示基因改造食品，此舉也引發環保團體的不滿。因爲美國爲世界基因改造作物的大本營，許多食品採用基因改造食物作原料，而且大多數家畜餵養基因改造作物；加拿大與美國一樣目前未要求生產商標示基因改造商標。在歐洲大多數國家禁止基因改造食品，歐盟認可全歐洲基因改造食品禁令，在非洲、亞洲、中東和南美許多國家都已禁止基因改造食物進口。

目前，綠色和平組織認爲基因改造作物的環境風險遠超乎人類所能掌控的範圍，因爲基因改造種籽很可能一不小心就傳播至周圍的非基因改造農田，或經由生物鏈的消費而傳至更遠的地方，並與非基因改造生物產生交流，擾亂生態平衡。

綠色和平組織早在1996年就已針對基因改造食品的進口，在歐洲開始有一些行動，他們在知名的大賣場裡，跟消費者做面對面宣導，促成消費者抗議運動，讓賣場與食品企業廠商轉而不再去進口任何基因改造的食品與原料，有一些知名廠商都已宣布加入這場支持非基因改造食品的運動中，而綠色和平組織也公布了這些廠商名單，提供消費者作爲他們往後的購物指南。

綠色和平組織的行動從超市、大賣場一直延伸至關注基因改造作物田間種植的環境。由於歐洲民眾對基因改造食品警覺意識的提高，更使得歐盟不但於1999年通過GMO禁令，也在民間各地促成了一些「無基因改造區域」（GMO free regions）的成立，其範圍由鄉鎮、城市乃至橫跨一整個省的情況都有。

除了歐洲以外，綠色和平組織在中國的運動成果也相當可觀。2005年，綠色和平組織發現在中國湖北省有大面積非法種植的基因改造稻米，這些基因改造稻米不僅流入中國的批發及零售市場，甚至加工成嬰兒食品。2008～2009年這段期間，綠色和平組織再度揭露中國基因改造稻米其實深受外國專利掌控，並說明基因改造食物如何對中國的糧食主權、食品安全及在地農民產生威脅。

我要加入拒食飼料級黃豆行列

台灣雜糧作物自給率為三成，七成仰賴進口，其中核准輸入的基改作物就是玉米與黃豆。進口黃豆中九成以上是基改。台灣約有230萬素食人口(約佔總人口10%)。

黃豆製品

級別	別名	是否為基因改造
特級	有機黃豆	非基因改造
一級	食用黃豆	基改與非基改都有
二級	飼料豆、選豆	基因改造

台灣進口黃豆有九成是基改的二級豆（飼料用豆）

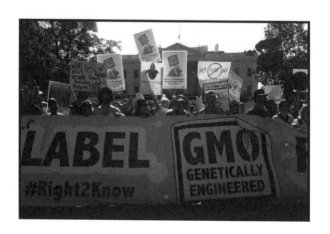

5
基因改造植物如何進行田間試驗？

許多國家對基因改造植物的田間試驗均訂有一套執行規則，都大同小異，臺灣也不例外。申請條件為執行法定田間試驗為目的而興設，申請資格具備執行田間試驗能力，執行田間試驗之相關隔離設施，執行田間試驗之相關檢驗設備等。

申請書件項目有試驗場位置與平面圖隔離設施，類別，檢驗設備項目，田間試驗作業管理規範，人員配置及專業人員名冊，生物安全委員會組織與委員名單以及隔離設施類別。需有安全分級及具備密閉溫室、半密閉溫室、隔離溫室、隔離網室、隔離田田間試驗等。

要有作業管理規範：對外明顯標示對試驗材料、人員、機具及車輛進出之管制，各項作業、設施、設備之定期檢查，隔離設施之清潔管理試驗殘株、廢棄物處理應記錄之作業、檢查、出入及其他管制事項。不得違反作業規定或其他安全管理之緊急處理及通報。專業人員配置試驗場之管理及試驗之執行，應指定執行基因轉殖植物生物安全評估。

專業能力人員、試驗場之負責人、試驗之執行人員：應為農林業或生命科學等相關學系畢業，具植物基因轉殖試驗或農林業實際工作經驗者。試驗場之管理人員：應為農林業相關學科畢業，具實際栽培經驗2年以上者。密閉溫室或半密閉溫室之管理人員：需具

備溫室管理經驗，並應配置機電等專業相關領域之技術員或與相關廠商簽有修護契約。

試驗機構追蹤查驗作業要點有：田間試驗之許可，田間試驗類別，申請審查原則，應調查評估項目申請，審查流程申請，審查流程田間試驗類別，遺傳特性調查，生物安全評估申請審查原則。

個案申請之審查及申請遺傳特性調查：一案得提出十個以內具明確編號之基因轉殖系。申請生物安全評估：一案限提出一個具備明確編號之基因轉殖系。

應實施調查評估項目有：遺傳特性調查事項，基因轉殖植物之繁殖特性及一般性狀表現，基因轉殖植物與近緣植物、野生種或同種雜交之可能性，外源基因在基因轉殖植株之表現部位及其穩定性，外源基因在基因轉殖植株之基因產物毒性分析。

其他必要之項目有：生物安全評估事項，基因轉殖植物演變成雜草之可能性及影響，基因轉殖植物對目標生物可能之直接或間接影響，基因轉殖植物對非目標生物可能之直接或間接影響，基因轉殖植物所含外源基因流入其他動植物、病原生物之可能性及其影響。基因轉殖植物發生基因外流情形時，對國內生態環境其他必要之評估事項。

試驗材料之運送以牢固、不易破碎且能預防散出之方式包裝，不與其他植物材料混裝，明顯標示基因轉殖文字，指定專人運送管理及記錄安全評估等。

田間試驗計畫結束後六個月內提送結束報告之審議：中央主管機關應將審議結果通知申請人並公告之檢測與監測為基因轉殖植物之安全管理，中央主管機關得委任或委託具檢測條件及能力之機構進行檢測。

6 全球主要有哪些國家進行基因改造植物田間試驗？

全世界有許多國家都在研究基因改造，包括臺灣在內，也都曾進行過田間試驗，2013年全球基因改造作物種植面積為1.752億公頃，年增率大幅下跌，僅2.91%，較2012年的6.04%，2011年的8.51%，2010年的10.45%低。依地區而分，全球基因改造作物栽培面積，87%在美洲，亞澳地區11%，而中東與非、歐洲僅占2%。美洲地區的栽培面積比2012年增加428萬公頃、亞澳地區增加30萬公頃、中東與非、歐地區增加36萬公頃。也就是說，2013年增加的面積87%在美洲，6%在亞澳地區，7%在非歐地區。巴西仍占全部增加面積的75%。依國家來區分，一共有27個國家種基因改造作物，僅比2012年少了1個國家。不再種植的國家為埃及。而美國、巴西、阿根廷、印度、加拿大、中國、巴拉圭、南非、巴基斯坦等國各占全球基因改造作物面積的40%、23%、13.9%、6.3%、6.2%、2.4%、2.1%、1.7%及1.6%。其餘的國家則是菲律賓、澳洲、烏拉圭、墨西哥、玻利維亞、西班牙、緬甸、布吉納法索、宏都拉斯、哥斯大黎加、哥倫比亞、智利、葡萄牙、斯洛伐克、羅馬尼亞、古巴與蘇丹等。

依作物區分，大豆、玉米、棉花、油菜各占全球基因改造作物面積的49%、33%、14%與5%。2013年比2012年增加的基因改造

135

作物栽培面積中，大豆占78%，玉米51%，油菜減少12%，棉花減少16%。其中只種玉米的有菲律賓、西班牙、葡萄牙、斯洛伐克、羅馬尼亞、捷克、宏都拉斯、古巴等9國；只有棉花的有蘇丹、緬甸、巴基斯坦、印度、布吉納法索等5國；只種黃豆的僅有玻利維亞。

種兩種基因改造作物者有：烏拉圭，只種黃豆、玉米；哥倫比亞，只種玉米、棉花；澳洲，只種油菜、棉花；墨西哥及哥斯大黎加，只種黃豆、棉花。

種三種基因改造作物者有：巴西、阿根廷、巴拉圭與南非等4國，栽種黃豆、玉米、棉花；智利僅栽種黃豆、玉米、油菜。

加拿大栽種黃豆、玉米、油菜、甜菜等四種基因改造作物。中國則種木瓜、番茄、甜椒、棉花以及白楊樹。美國為栽種最多基因改造作物的國家，有黃豆、玉米、棉花、油菜、甜菜、木瓜、美國南瓜、苜蓿等八種作物。

依轉殖特性而分，抗除草劑、抗蟲、多抗（除草劑與蟲）特性的全球基因改造作物面積，預估分別約為98.2、29與48百萬公頃，各約占56%、17%與27%。2013年比2012年抗除草劑者減少3%，單純抗蟲者增14%，雙抗者增9%。

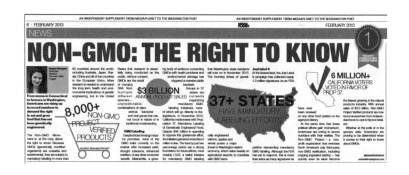

7
基因改造植物可減少大氣中二氧化碳嗎？

$\begin{matrix}基\end{matrix}$因改造的目的有很多，若以改進植物或藻類光合作用速率以減少大氣中二氧化碳，緩和溫室效應的話是可行的，事實上也有人在作此方面的研究，但目前基因改造植物的目的都不在此，主要是以營利為目的。

人類自從邁入工業化社會之後，排放的二氧化碳日益增加，也使得地球溫度逐漸上升，這就是所謂的「溫室效應」。過去30年，阿拉斯加的平均氣溫上升了攝氏3.89度，造成冰山融解，海水平面上升；愛斯基摩人的房屋因為冰層變薄，地基掏空，許多村莊面臨遷村的命運。全球各地也因地球溫度上揚，自然生態受到嚴重的破壞。

目前許多科學家都在研究如何減緩溫室效應，而生物技術在這方面也有很大的進展。研究人員利用基因改造技術，培育出光合作用效率高的植物與藻類。藉由光合作用大量吸收空氣中的二氧化碳，不但可以減少二氧化碳的囤積，植物體與藻體還可以回收作為食品與工業原料。

由於二氧化碳主要來自石油化學原料的燃燒，若能有取代汽油的替代品，又不會產生二氧化碳，就能使溫室效應減緩。科學家目前也嘗試用生物科技來產製植物性汽油，讓植物能分泌出類似汽油

的化合物，以減少傳統汽油的用量。

　　另外，氫氣直接燃燒可以得到水，並且釋出能量，而不會產生二氧化碳，算是一種「乾淨能源」。目前科學家正利用微生物產製氫氣，以氫氣為原料來代替一部分汽油或煤礦。

　　科學家也把植物體（如落葉、枯木）的纖維素分解成糖質原料，然後以酵母菌發酵成酒精，這種由纖維素製成的酒精可以取代汽油。是不是很神奇呢？我們居住的地球將來會不會越來越熱呢？那就要靠全體人類的覺醒與努力了！

8
基因轉殖作物對環境生態影響是否有兩極化的研究報導？

有非常兩極化的研究報導，各自堅持自己的研究結論。有一說是基因改造作物為天敵和益蟲提供了良好的環境條件，農田生物多樣性更加豐富。由於減輕了農藥對害蟲天敵和有益昆蟲的傷害，瓢蟲、草蛉、蜘蛛和寄生蜂等害蟲天敵和有益昆蟲的數量幾倍到幾百倍地增加，抗蟲棉田及其周邊生物多樣性更加豐富多樣，有利於農田環境保護。

但歐盟環境官員們卻發現，基因改造玉米會影響到蝴蝶，尤其是著名的帝玉蝶的生長，也會威脅到其他有益昆蟲，並作出結論認為基因改造玉米種子會對環境造成不可逆的破壞，故於2007年禁止銷售基因改造玉米。

基因改造生物含有不同種類，甚且不相關物種的外來基因，進入自然環境後如同一般的生物繁殖，可能會轉移到其他的物種或產生新的品種，進而改變了自然界中的基因資源。

且由於大自然環境是開放空間，此種對自然界基因資源的改變很難被局限控制在最初施用的地區，且一旦擴散是無法還原的。最令人擔心的是，經過人類篩選的外來基因會使新品種比其他原生品種更占優勢而大量繁殖，因而破壞了大自然環境的生物多樣性。

目前人類主觀認為對自己不利的昆蟲和草本植物，稱之為害蟲

或雜草，這些不討人類歡心的生物在大自然食物鏈中仍扮有一定重要的角色，人類使用了劇毒的農藥或除草劑滅殺不喜歡的生物，此不僅滅殺有害的生物而已，也造成「害蟲」或「雜草」的天敵生物滅絕，使農田生物種類減少，其不良後果是，農藥越用越多，害蟲不減反增。

若採用生態農法，停止農藥使用，改用其他自然方式捕捉害蟲，蟲再去餵雞，結果是農田中嚴重危害花生、玉米的金龜甲等所謂「害蟲」得以控制，就連靠近試驗地的農田也很少蟲害。但若用目前方式，農民施以劇毒農藥，不但耗費人力與物力，害蟲依舊危害作物，為避免害蟲造成損失，不得不提前收穫農作物。所以用生態平衡的作法，害蟲會越來越少，生態環境也會逐漸獲得改善。惟目前生產農藥及基因轉殖種子業者卻不以為然；基因轉殖破壞生態平衡後，再使用大量農藥，生態平衡就持續受傷害。

在農業生產上，必須尊重所有物種生存權，恢復原有大自然的生態平衡。對於所謂害蟲控制，不能僅考慮化學防治或基因轉殖技術，還要衡量物理、生物，甚至人類傳統知識的累積經驗，否則就是違背自然規律了。

Q9

基因轉殖作物對環境生態影響有哪些正面研究結果？

以抗蟲基因改造棉花爲例，正面研究成果有：

（1）有效控制了棉鈴蟲和紅蜘蛛的危害

棉鈴蟲和紅蜘蛛是棉花生產的主要害蟲，以往棉農防治棉鈴蟲一年需要施用農藥10～20次，成本提高，收益減少，人畜也會中毒，造成環境汙染，天敵更因而減少，害蟲對農藥產生抗藥性等許多問題。種植抗蟲基因改造棉花後，由於品種經基因改造，本身就具有良好的抗蟲效果，農藥減至2～5次就能有效控制這兩種主要害蟲，對棉花而言農藥用量減少達70%以上，對大豆、玉米及花生而言，棉鈴蟲的數量也顯著減少。

（2）提供天敵和有益昆蟲良好的環境條件，提升了農田生物多樣性

因爲少用農藥而減輕了農藥對害蟲天敵和有益昆蟲的傷害，害蟲天敵和有益昆蟲的數量增加成幾倍到幾百倍，抗蟲基因改造棉花及其周圍生物多樣性更多樣，有利於環境保護。

（3）抗蟲基因改造棉花等於是有配套的害蟲綜合治理技術

隨著主要害蟲得到有效控制和農藥用量減少，次要害蟲種群數量也發生了變化，主要表現爲蚜蟲數量的減少，抗蟲基因改造棉花的栽培管理，及時滅除雜草，以及合理使用低毒性農藥，可確保棉花豐收。

另一例子是中國對基因改造水稻的正面研究，2009年8月，中國農業部頒發了抗蟲轉基因水稻的生產應用安全證書。中國研發的「華恢1號」和「Bt汕優63」基因改造水稻，其抗蟲基因和抗蟲棉所用的基因是一樣的，試驗分析和檢測結果表明，該基因改造水稻在中國國內生產種植對生態環境是安全的。

稻縱卷葉螟、二化螟、三化螟等鱗翅目害蟲是水稻生產上的主要害蟲，是導致水稻減產的主要原因之一。大量使用化學殺蟲劑，增加了生產與勞力成本，但也減少了稻田中的有益昆蟲，嚴重影響生態環境和生物多樣性。國內、外尚未發現有效的抗水稻鱗翅目害蟲的基因，防治水稻鱗翅目蟲害急需新的手段。

室內外多點、多代遺傳分析結果顯示，「華恢1號」和「Bt汕優63」轉基因水稻中cry1Ab/cry1Ac殺蟲蛋白基因有穩定遺傳和表達，對稻縱卷葉螟、二化螟、三化螟和大螟等鱗翅目主要害蟲的抗蟲效果穩定在80%以上，對稻苞蟲等鱗翅目次要害蟲也有明顯的抗蟲效果。

基因改造水稻中的cry1Ab/cry1Ac晶體蛋白是專一高效的殺蟲蛋白，可與鱗翅目害蟲腸道上皮細胞的特異性受體結合，引起害蟲腸麻痺，造成害蟲死亡。鱗翅目害蟲的腸壁細胞上含有這種蛋白的結合位點，而其他昆蟲和動物腸道上皮細胞沒有該蛋白的結合位點，因此不會造成傷害。

在生存競爭能力方面，基因改造水稻與非基因改造對照水稻相比，在有性生殖特性和生殖率、花粉傳播方式和傳播能力、有性可交配種類和異交結實率、花粉離體生存與傳播能力、落粒性和落粒率、休眠性和越冬能力、生態適應性和生物量等性狀上，均未發現明顯的差異，在雜草性和入侵性方面也未發現變化。

在基因漂移對生態環境的影響方面，基因改造水稻基因漂移的基本規律與常規品種是一致的，沒有發現cry1Ab/cry1Ac晶體蛋白基因漂移對農田生態和自然環境安全有不良影響。

10
基因轉殖作物對環境生態影響正面
研究結果是哪些機構進行的？

基因轉殖作物對環境生態影響正面研究結果大多是生產基因改造作物種子公司提供，也就是幾乎都是財團提供給學術單位的。

以美國加州大學柏克萊分校（the University of California at Berkeley）為例。1998年12月，諾華生物科技公司（Novartis）向該校植物學與微生物學系（the Department of Plant and Microbial Biology）捐贈了200萬美元的研究經費。諾華公司得以擁有該系三分之一研究成果的優先受讓權作為交換條件。這三分之一的研究成果，不僅包括諾華公司贊助的研究，還包括美國聯邦政府和加州政府贊助的研究。諾華公司還有權延遲研究結論的發表時間，以便讓該公司有時間申請專利，將其作為專有資料加以使用。此外，在該系決定研究經費用途的5人委員會中，就有兩名委員來自諾華公司。

得知這一協定的內容後，植物學與微生物學系的許多教職員工均極為不滿。大多數人認為，這會對學術自由產生影響；大約一半員工覺得在文章發表之前，有些企業贊助商有可能私下要求竄改原稿，為他們的商業利益服務。針對工程領域主要研發中心開展的一項調查發現，在論文發表前，35%的研發中心會允許企業贊助商刪

掉文章中的某些資訊。

除此之外，許多教授要求持有提供贊助公司的股票，擔任公司董事，或者在贊助公司擁有某個職位。更有甚者，有些大學也會投資一些公司，而這些公司會為大學提供資金。學術期刊上登載的800篇論文，有超過於三分之一的作者，都與自己論文中涉及的研究存在密切的經濟利益關係。如此多的科學家成為各公司的董事，或者從事公司贊助的研究，這讓人有理由懷疑：那些研究專案是如何確立的？哪些問題會被提出來研究？又有哪些問題不被提出來研究？

由於公共機構提供的研究經費減少，越來越多的美國和歐洲科學家開始依靠企業提供資金贊助，所以，研究結果就必須符合企業利益。以英國頂級研究型大學為例，來自私人基金的研究經費高達總研究經費預算的80%～90%。然而，這種資金依賴會帶來潛在危害。

英國曾對500名科學家進行調查，有些任職於政府或在剛被私人收購不久的研究所工作。結果顯示，有30%的科學家曾被贊助商要求修改研究結論。2000年9月，英國《昭士報高等教育副刊》（Times Higher Education Supplement）的一篇報導指出：「這30%的科學家，其中有17%的人曾被要求將研究結論改為顧客願意看到的，10%的人被要求必須修改結論，否則不能續簽資助合同，還有3%的人宣稱按照要求修改研究結論，結果卻導致文章無法發表」。

有一篇題為〈贊助廠商要求科學家修改研究結果〉（Scientists Asked to Fix Results for Backer）的文章提到：科學家抱怨「合同外包，科學研究商業化，這些因素正在威脅科學研究的公正性」。

《英國醫學期刊》（the British Medical Journal）曾記載：「企業贊助的研究需要為企業利益服務，這種情況會對科學研究結論真偽產生巨大影響」、「如果相信科學絕對公正，那就完全是在自欺欺人」。

　　美國企業的科學研究捐款從1985年的8.5億美元上升到40.25億美元，逐漸增加的資金都帶有附加條件，企業不僅贊助進行更多的研究，而且經常給研究者強加限制條件。

11
基因改造棉花是否破壞生態最為嚴重？

基因改造的棉花有很多種，大部分都比傳統棉花需要更多的殺蟲劑與除草劑，因此對農場的工人、野生動物以及整個農業都有深遠的影響。

一般棉花田所用的有毒農藥非常多，這是因爲棉花不是食品，所以政府並沒有限定有毒農藥的用量，因此，農人們可以任意噴灑農藥。但是棉花種子可以提取棉花籽油，作爲工業用途或食品用，而這些棉花籽油可以來自傳統棉花或基因改造的棉花，其中必然有大量農藥。近年來受限於基因改造棉田，棉鈴蟲的天敵寄生蜂的種群數量大大減少；昆蟲群落、害蟲和天敵亞群落的多樣性和均勻分布都低於一般棉田。

基因改造棉田中，某些昆蟲比例占有優勢的情況比較明顯，昆蟲群落的穩定性不如常規棉田，發生某種蟲害的可能性就比較大。抗蟲基因改造棉花對棉鈴蟲以外的害蟲防治效果很差，某些害蟲的問題比一般棉田要嚴重，甚至成爲主要害蟲，危及棉花生長。瑞士研究人員曾用吃過Bt基因改造玉米葉的蚜蟲餵養草鈴蟲幼蟲，結果草鈴蟲幼蟲死亡，這是非常讓人意外的。因爲原本Bt毒蛋白對於草鈴蟲是無毒的，但不知爲何，進入蚜蟲體內了就變成了對草鈴蟲有害的物質。同樣地，用吃了Bt基因改造馬鈴薯葉的蚜蟲餵養蚜蟲的

天敵瓢蟲，瓢蟲的身體狀況和生殖狀況下降了。

這樣的試驗結果顯示，本來只是針對某種害蟲設計的基因改造作物，也可能危害這種害蟲的天敵，進而危害整個生物鏈。基因改造棉花也是一樣，對生態的破壞可能有過之而無不及。

12
基因改造鮭魚會影響生態嗎？

　　美國麻州「水產科技」（Aquabounty）經過多年成功研發出基因改造鮭魚（AquAdvantage slmon），在1995年首度申請這種「優勢水產鮭魚」上市許可，這是由大西洋鮭魚經基因改造而成，基因改造鮭魚含有大鱗（或叫契努克）鮭魚（hinook salmon）及大洋鱈魚的成長基因。這種基因改造鮭魚長大後的體型比普通鮭魚更大，但成長時間只有普通鮭魚的一半，僅須18個月即可長成可市售的大小。

　　研發單位為了保障其智慧財產權，將基因改造鮭魚變成一種無法生育的品種；這些「專利鮭魚」的業者也以龐大資金壟斷漁市，並擁有魚卵之培養、保存、販賣給漁農的獨家經營權。

　　美國FDA已核准了基因改造鮭魚的上市，並認為基因改造鮭魚可安全食用，對環境無重大影響，且不需標示是基因改造。FDA在2012年發表針對「AquAdvantage（基因改造鮭魚）」所作的環境評估，其結論顯示「基因改造鮭魚」不會對人類環境品質產生任何重大影響，也不太可能影響天然鮭魚總數。基因改造鮭魚將成為全球第一批獲准通過供人類使用的基因改造魚肉食品。

　　FDA所持的理由是，基因改造鮭魚都是沒有生殖能力的雌魚，即使流漏到海洋也無法繁殖。基因改造鮭魚的魚卵在加拿大生

產，然後運到巴拿馬高原上養殖；而研究也顯示，基因改造鮭魚不會增加人體過敏等健康風險，若所有人都改吃養殖的基因改造鮭魚的話，則能避免野生鮭魚被過度捕撈，野生鮭魚目前也由於海洋汙染、疾病及施用抗生素藥物等問題，反而不適於食用。

FDA也認為，基因改造鮭魚是在內陸魚池中養殖，有防止游出的多重柵欄，脫逃到大海的可能性極低；就算有基因改造鮭魚因其他因素外流，由於周遭環境的水溫太熱或太鹹也無法存活。但FDA僅評估這種基因改造鮭魚是否影響美國環境，並未評估其是否影響加拿大與巴拿馬，以及全球的生態環境。

若未針對基因改造鮭魚的評估報告提出有利的科學反駁證據，基因改造鮭魚就會上市取代傳統鮭魚；也由於「水產科技公司」宣稱基因改造鮭魚的味道、顏色、氣味都和一般鮭魚沒有差異，FDA同意不需貼上基因改造標籤。

專利保護與跨國貿易所能享有的龐大經濟利益是研發基因改造食品的原動力。以基因改造鮭魚為例，透過基因改造，不但可縮短鮭魚的生長時間，其背後更潛藏著飼養業者和科學研發人員龐大的市場利益。

FDA針對鮭魚提出的環評報告，雖認為基因改造鮭魚不會對環境造成影響，但原則上僅允許在美國「境外」進行此種基因改造魚的培養，所以才會下結論認為研發、生產和飼養基因改造鮭魚將不會對美國境內的環境品質構成顯著影響。所以美國對基因改造鮭魚可能造成的環境風險，採取了對自己國家最嚴格的預防措施，也就是不讓基因改造鮭魚的生產與加工在本國進行；也間接鼓勵有意發展基因改造鮭魚的業者到美國境外的國家投資，再以進口貿易的方式輸入非活體的基因改造鮭魚食品，目的在將基因改造鮭魚對於

美國環境的損害降至最低。

　　基因改造鮭魚體內植入生長激素基因，所以成長速度比一般鮭魚快了5倍，因此不需要等待3年，只要18個月就可以上市了。這樣的基因改造鮭魚也有外來類胰島素生長因子（IGF-Insulin-like Growth Factor -1），這是一種構造與胰島素相似的小分子蛋白，可促進細胞增長（proliferation）、分化，有研究認爲與致癌有關，基因改造鮭魚也含有抗生素，會危害人體。此外，基因改造鮭魚的體型具有特別的優勢，只要釋出6隻此種基因改造鮭魚到60,000尾野生魚群中，繁殖40代後就能讓原本的魚種完全絕跡，准基因改造魚無異是對大自然宣戰。

13
基因改造螢光魚會影響生態嗎？

螢光魚是經過基因改造而培育成功的新種觀賞魚，因植入水母的螢光基因而能發出藍、綠、黃及紅等不同顏色的螢光。這種新品種的魚是由臺灣所研發成功的。2001年首度發表「全球第一條全亮螢光魚——邰港1號夜明珠」，就是以青鱂魚來進行基因轉殖與改良的魚種，全身散發出綠色的螢光，培育過程是將外來的螢光基因片段植入青鱂魚或是金斑馬魚的受精卵胚胎內，胚胎繼續發育到小螢光魚破卵，小螢光魚成熟後繼續產下具有螢光基因的後代，然後對螢光魚的後代進行篩選再大量繁殖。2002年發表肌肉性發光的邰港2號紅、綠螢光仙子，是以斑馬魚為轉殖魚種；2003年再次領先全球發表同時具有綠色螢光基因和紅色螢光基因的「邰港3號雙基因螢光魚」。此外，歷經多年精心研發成功的邰港1號夜明珠也於2003年正式量產上市。

全球第一條金色螢光魚「金夜明珠」，魚全身的組織器官帶有親代的紅色與綠色的螢光基因，呈現融合兩色的金黃色澤。邰港1號金夜明珠是第一條全身型具有雙螢光基因的魚種，因為是遺傳自親代並非人工注射，所以色澤可永久保持。螢光魚不具生育力，所以不會引起生態危機。基因改造螢光魚的支持者宣稱基因改造是安全的，螢光魚有不孕的特性，回到自然界中繁殖的機會很低。

美國加州法律明定禁止基因改造的海洋魚類在加州販賣，熱門的螢光魚，面臨禁賣命運。環保人士擔心，這種基因改造的螢光魚，雖然是養在魚缸裡的寵物，一旦流入河中，與其他野生或養殖魚類交配繁殖，就會嚴重影響自然生態。

此問題一如其他基因改造產品一樣，都有正、反兩種意見，基因改造螢光魚也有許多反對者。有反對者稱目前這對基因改造螢光魚進行的安全性研究都是短期的，無法有效評估基因改造螢光魚的風險。另有反對者則擔心，基因改造生物不是自然界原有的品種，對於地球生態系統來說是外來生物，會導致這種外來品種的基因傳播到傳統生物中，造成傳統生物的基因汙染。許多環境保護組織，包括綠色和平、世界自然基金會、主婦聯盟和地球之友等都反對基因改造產品。

可是螢光基因魚在這幾年的研究發展中，已慢慢為人所熟知且接受，目前市面上的水族館內，均可以買到全身螢亮的生技產物——螢光基因魚。

14
基因改造雞或豬會影響生態嗎？

在有基因改造雞或豬技術前的生物技術剛興起的1980年代，要使雞或豬長得快的話，注射生長激素即可促進動物的生長，如果缺少某種激素的話，會導致發育不良，像人類侏儒就是因為腦下腺垂體分泌異常的緣故。

生長激素缺乏的生物體，如果由外界施打補充激素的話，就可恢復正常，可惜這些激素的來源取得並不易，量少價昂。1980年代，科學家嘗試以生物科技的方法，由遺傳工程改良成的微生物，成功地生產出人與動物用的各種激素，其中以使用在豬的生長激素，與促進乳牛生長、泌乳的激素為代表。

將可以促使動物生長的激素的相關基因切下，再移入微生物基因中，然後培養使其分泌動物用激素；這樣一來，就可大量供應廉價的激素了。藉由這種「遺傳工程方法」所生產的激素，使用在豬與牛身上前，科學家先在老鼠身上進行實驗，發現的確可使老鼠的肌肉伸展較為快速。而實驗結果真的如預期一般，豬的生長激素可以讓豬的生長期縮短；一般來說，豬長到可以宰殺的5～6個月大時，不僅食量大，需要消耗很多飼料，排泄物也多，增加處理的困擾。注入生長激素後，不僅縮短成長期，還能節省飼料，減少排泄物，也大大的降低了飼養成本。

牛的生長激素不但可使牛快速生長，更能提高乳牛的泌乳量。科學家戲稱注入生長激素的豬是「超級豬」，因為若激素持續作用的話，或許可以使老鼠長得像兔子一樣大，豬也可長得如同小牛般的體積呢！如果有一天，我們騎著一頭長得與馬同樣大小的豬在臺北街頭逛街，想一下，那會是什麼情景呢？

　　動物生長激素在1994年正式上市使用，但引起消費團體的抗議，因為使用激素的動物，出現了一些異常疾病，更由於現代科技仍有未知的盲點，有人質疑若是吃了施打生長激素的豬肉、喝了激素牛乳，對人體健康會不會有影響？從理論上來說，此種方式應該是安全的，但誰也不敢保證，喝了生長激素的遺傳工程牛乳，是否也會改變人類的泌乳量，造成反常現象。

　　看來，人類要接受科技發展所帶來的便利，還得經過一段時日的考驗。之後人類直接將雞或豬進行基本改造，短期內培育成體積龐大的超級家禽、家畜，此一研究目前針對牛，仍在持續進行中，但因違反自然，也引發反對者的質疑。

15
基因改造技術如何衝擊人類傳統倫理？

倫理學（ethics）英文一詞來自於希臘文「ethos」，原意是「習俗」或「道德」，也有「信念」的意義。道德指一群人或一種文化所認可的所有行為準則。倫理學是哲學的一個主要分支學科，涉及在正確行為與錯誤行為的概念督導下，人們應該怎樣過正常生活的學問。

國際間目前對「複製人」的立法趨勢，對以生殖為目的的複製行為，各國幾乎一致傾向立法禁止。但對以醫療目的（如研究胚胎幹細胞）的複製行為，則有寬嚴之別。目前採取最嚴格立場的是德國政府，嚴禁任何會傷害胚胎的研究工作；英國則比較寬鬆，在2001年1月31日立法生效，准許科學家複製只限醫學研究之用的人類胚胎。至於美國政府，在「保護生命和改善生命」兩種主張之間取得平衡，居於中間路線，有條件同意聯邦經費資助現有60餘個人類胚胎幹細胞株做研究，但不包括全美國各不孕症診所現存10萬個胚胎中的一部分來培養幹細胞，更禁止聯邦經費用來資助製造新的人類胚胎幹細胞。

全世界只有一個地區完全沒有禁止複製人的研究，那就是巴哈馬群島，所以該地是複製技術水準最高，不理會任何倫理問題的地區。

反墮胎人士反對複製研究用的人類胚胎，表示這些人類胚胎在被取走幹細胞做實驗後即被拋棄，和殺害生命無異。但科學家則表示，這些幹細胞的研究將可讓科學家找到恢復心臟功能之道，甚或可以為糖尿病、巴金森氏症找到療法。而且從事研究不一定得採取製造與摧毀人類複製品的極端手段。

科學家認為利用複製技術製造的幹細胞可用來替代因意外或疾病而受損的人類組織，任何新法的制定都應將此列入考量，複製是生物學中極其複雜的領域。現在即對仍在發展中的技術下禁令，會妨礙科技發展。

科學家目前既然能以一隻成年動物的單一細胞來複製該動物，將來難保不可以男人生子，年老祖父變成新生嬰兒，到時個人在社會上和在家庭內所扮演的角色又會變成怎樣？

人類複製出現了分身後也會衝擊傳統家庭倫理制度，因複製是用體細胞而不必經由有性生殖，所以複製的分身與本尊在傳統家庭倫理中的關係如何，沒有人知道，而日後若大家都靠複製技術繁殖後代的話，意味著每一家庭都是單親家庭，那麼傳統家庭倫理制度勢必崩盤，人類倫理與道德恐要重新檢討與建立。

16
基因改造技術如何衝擊人類傳統法律？

法律是在人類社會形成後所制定的規範，用以防止社會脫序的行為，且是大家一致認可的，但科技的發展非常地快速，法律的修改常跟不上科技的突飛猛進，以基因改造技術而言，最高級改造技術的複製人對人類傳統法律的衝擊很大，主要衝突點有法律上生命的定義，法律地位，也就是投票權與繼承權，還有犯罪學上本身與分身如何區分的問題等。

　　嬰兒的受胎是在婚姻關係存續中，依民法第1061條規定，嬰兒是她與她的丈夫的婚生子女。受胎時如果沒有婚姻關係，只要有生理上出生的事實，依民法第1065條第二項的規定，嬰兒與生母之間，視為婚生子女關係。這是就民法上所規定的一般親子關係所作的說明。不過，生母生下來的若是複製人，在形式上雖與這些法律規定符合，實質上是否即有親子關係，還是有討論的空間。

　　因為民法把母親與子女之間，定位在直系血親縱向的親屬關係。複製人則可能是利用生母的體細胞複製而成，是一種橫向的關係。複製人與生母之間，是相差30歲的孿生姐妹，若複製人來自生父，而生父與生母也有婚姻關係呢？至於與生母有婚姻關係的丈夫，表面上雖是複製兒的父親，實質上卻無半點血緣關係。這些隱藏的問題，一旦發生財產繼承權的爭議時，難免會提出討論，這是

民事法律相關的問題。在刑事部分，刑法上一些告訴乃論的案件和以一定親屬的身分關係，作爲加重、減輕或免除其刑的條件，因爲複製人的出現，使親屬關係發生不確定性而受到衝擊，這也是應該提早研究因應的課題。

由生物學的角度來看，被複製生物其受遺傳基因影響的特性均相同。但生物體中有哪些特性受基因影響？一是物質生命（基因控制）：目前較了解生物生命現象，舉凡生物的生長、運動、反應、繁殖、新陳代謝等（物質生命）受基因的控制。但人的良知、道德、宗教奉獻的情操等（靈性的生命）是否亦受基因的控制呢？

「人」是靈性生命，人與其他生物不同之處爲人之所以爲人，豈受基因左右而已，人爲萬物之靈，是有靈的活人，複製人的法律地位又是爲何？兒子與複製人如何分配法律上父親過世後所留的遺產？

因被複製者的遺傳基因與原來個體相同，若未來複製人犯了性侵殺人罪行，現場僅留有血液或精液等樣本，警方如何釐清複製與被複製者的關係？要處決時本尊與分身要一起處決嗎？如何抉擇？

倘若被複製的新生動物和原生動物同時存在，哪一隻才有權擁有原來的動物身分？倘若超過兩隻複製動物同時活在世上，甚至活在同一個社會裡，哪一隻才真正具有原來的身分？不只個人與家庭婚姻制度受到衝擊，複製人有投票權嗎？若有，複製100萬人就可奪政權了嗎？

新生複製人又如何與原生母體區分開來？假定一位年屆70歲的祖父被人複製了，這位複製人的父親是原生母體的配偶還是在實驗室裡創造這位複製人的科學家？複製人除了外型和基因與原生祖父完全相同外，複製人有這位祖父的經驗嗎？複製人在家中應扮演

什麼角色，是家長、是平輩、是晚輩、還是原生祖父的同一個人？

法律現況根據「人工生殖法」草案第19條規定：「依本法捐贈的生殖細胞，醫療機構不得為人工生殖以外的用途」，與醫界擬以多餘胚胎研究的想法牴觸。草案第20條更規定，捐贈的生殖細胞「保存逾10年或提供受術夫妻完成活產一次後，醫療機構應予銷毀」，限制了胚胎的用途。法律現況如此規定，因此衛生福利部擬修改人工生殖法草案相關條文，讓多餘胚胎可供醫學研究之用。

民法第1151條規定，繼承人有數人時，在分割遺產前，各繼承人對於遺產全部為公同共有，並無所謂之應有部分。繼承人之一自不得在分割遺產前，主張遺產中之特定部分，尤其個人承受。繼承人共同出賣公同共有遺產，其所取得價金債權仍為公同共有，並非連帶債權；公同共有人受領公同共有債權之親償，應共同為之，除得全體公同共有人同意外，無由其中一人或數人單獨受領之。公同共有遺產原則上固應由全體共同繼承人管理，但第1152條亦規定，公同共有之遺產，得由繼承人中互推一人管理之。

民法第1148條規定，繼承人自繼承開始時，除本法另有規定外，承受被繼承人財產上之一切權利、義務。但權利、義務專屬於被繼承人本身者，不在此限。

依民法第1138條規定，遺產繼承人，除配偶外，依下列順序而定之：（1）直系血親卑親屬（子女、孫（外孫）子女、曾孫（外曾孫）子女）；（2）父母（不含繼父母）；（3）兄弟姊妹（含同父異母、同母異父兄弟姊妹，但其子女無繼承權）；（4）祖父母（含外祖父母）。民法第1148條規定，為繼承人自繼承開始時，除本法另有規定外，承受被繼承人財產上之一切權利、義務。但權利、義務專屬於被繼承人本身者，不在此限。

另外，無論利用無性生殖或精卵捐贈取得的胚胎，只要一經醫學研究之用，即不得再放入子宮內發育成胎兒，以禁絕複製人爭議。美國嚴格限制研究用的胚胎必須在14天內使用，一旦胚胎超過14天即視爲一個新生命的開始，不得再進行研究；國人的胚胎研究期限究竟爲何？有待醫界及大眾凝聚共識。

17
什麼叫生物倫理學？

生物倫理學（bioethics）是應用倫理學的領域之一，專門處理因生物科技發展對人類社會所造成的問題。近數十年來生物科技的蓬勃發展，雖為人類帶來新的生活方式和觀念，卻也對傳統倫理價值觀產生極大的衝擊。

全世界多數國家都禁止人類相關的基因改造，尤其是複製人與胚胎基因改造，因危險不僅在於嬰兒，還可能禍及未來的子孫，因現在實無法詳細掌握所有後果。此基因改造技術操控卵子基因讓嬰兒順利誕生，在道德上的爭議與製造複製人根本沒有分別。

生物倫理學涵蓋範圍廣泛，包活：墮胎、生育權、計劃生育、人工受孕、人工生命、生物剽竊（Biopiracy）、割禮、醫療紀錄的保密、避孕、複製生物、低溫學（Cryogenics）、人腦電腦介面（Brain-computer interface）、精子或睪丸捐贈、器官交易、優生學、捐贈器官的公平分配、藥物價格、基因工程、基因改造食品、基因體學、醫學折磨（medical torture）、長生不老、不孕、提供健康照顧及健康保險的義務、靈長類的法律權利、幹細胞複製、協助自殺、安樂死、痛苦管理（pain management）、孤雌生殖、人口控制、娛樂性與精神性藥物的使用、生殖遺傳學（reprogenetics）、血或血漿買賣、超人類主義（transhumanism）

跨性別、變性、生命維持系統、代理孕母、奈米科技在醫療上的使用、人工子宮的使用、動物對待，以及動物醫學實驗等。

很多科學家都不認為倫理問題是他們研究工作的一部分，並忽略倫理問題，直到研究工作突然成了新聞焦點才開始思考。有韓國幹細胞之父稱號的研究先驅黃禹錫不僅假造了實驗結果，他從女性捐贈者取得卵子的過程也惹人非議。從始至終，黃禹錫都強調自己的研究工作合乎道德標準，最終也由於倫理而釀成大禍，黃禹錫事件也許是個非常極端的例子，但這個事件也不禁讓人思索生物倫理專家在實驗室中究竟扮演了什麼角色。

有人質疑倫理問題諮商真能改善情況嗎？如果研究人員尋求生物倫理專家的建議，但是卻不遵循，倫理學者該如何呢？如果出了差錯，倫理專家要負責嗎？或者這些倫理專家只是橡皮圖章，象徵性地檢閱多份研究計畫而已。

絕不能靠生物倫理專家來防止不當行徑，各種諮商服務能養成新入門科學家的操守意識，間接減少在研究倫理上出問題。倫理學者可幫助研究者找出他們工作中的倫理與社會爭議，好彌補哪些規範人體與動物研究機構之不足，並不是要取而代之。

舉例來說，各種制度評議會（Institutional Review Board, IRB）負責監管美國聯邦政府所補助的生物醫學人體研究計畫。這些委員會評估參與實驗者可能有的風險與利益，關注焦點包括受試者的的召集與實驗結果的保密標準。沒有IRB的核准章，研究就不能進行。

18
自然人與基因改造人有何不同？

自然人就是像你我這種存在於大自然法則下所誕生的人類，基因改造人則是爲了生出先天擁有優秀能力的下一代，在受精卵階段就進行基因改造，藉此生出高智商的人，基因改造人遺傳基因的修改只能在胚胎發育早期階段進行。然而，這些經遺傳基因改造的結果可被孩子繼承，所以叫基因改造人，當自然人的父母生出他們的基因改造人孩子的時候，孩子爲第一代基因改造者，然後第一代基因改造者的孩子將會是第二代基因改造者。

由於基因改造人的身體情況除受基因影響外，母體也是一個重要的不確定因素。爲了保證母體不會影響基因改造人的基因表達，近來有利用人工子宮培育胚胎的方法。

自然人與基因改造人除了基因外是沒有差別的，屬於同一種。

有一部電影描述自然人與基因改造人的故事，即一個自然人與基因改造人共存的時代。人類在出生時便可以透過基因技術預測未來的患病機率和可能的壽命，誤差只在很小的範圍。主角是一位自然人，而他的弟弟則是一位基因改造人。當主角長大時，基因改造人已遍布全世界，基因決定論否定了他人生中的一切努力，他能做的工作只有掃廁所等清理的工作，不再有人會去看你努力的結果，

公司面試只需要抽取一滴血，識別一個人的身分不再通過樣貌，即使面目全非，只要你的血液鑑定是基因改造，你就能蒙混過關。一個偶然的機會，主角與某失足精英達成了協議，冒充他進入了自己一直夢寐以求的航空太空部門，他能實現飛上太空的夢想嗎？最後由於一起謀殺案，擋在了他的面前，所有人都必須面對基因檢查！

電影揭開的現實雖然殘酷，但顯然將是人類史上一次不可避免的革命，當人類掌握了基因技術之後，受精的過程將可控制，即使達不到完全改變基因，透過電腦程序優選出最佳的精子與最佳卵子進行結合總是能夠實現，新生兒透過繼承父母，甚至歷代祖先最佳的基因鏈，成長為遠超過現在良莠不齊的基因組合，在基因改造人面前，自然人沒有絲毫的優勢可言，只需要幾代人的時間，自然人就將被自然淘汰，而在與基因改造人並存的過渡時期，則會被基因改造人在各領域完全取代，這是地球人類的演化還是自我毀滅，誰又知道呢？

19
什麼叫番茄薯？

生物技術可以說是萬能的魔術師。以前被認為不可能的事，都將因生物科技的進步而實現。假設有兩種生物，我們想要綜合其優點、去除缺陷，利用生物技術是可以達成的。

例如，有一種作物生長速度慢但耐寒，另一種作物生長速度雖快卻不耐寒，我們就可以利用細胞融合得到既耐寒又生長快速的新種作物，這也是現代人之所以能吃到各種甜美、可口的水果與蔬菜的理由。

但是，生物技術雖能塑造出集優點於一身的新品種，卻也可能得到我們不希望有的缺點的作物，所以，如何小心選擇是非常重要的。

生物技術中的細胞融合技術最有名的例子，是番茄與馬鈴薯利用細胞融合之後所得到的另一種新作物，也就是地面上長番茄，地面下則結馬鈴薯的作物，稱之為番茄薯（pomato，就是potato與tomato兩字合成的字），這種新作物對於古代的人來說是相當不可思議的。

今天細胞融合技術也應用在農業上，而醫學上，尤其是癌症治療與疾病診斷方面也有很大的貢獻。生物學家利用細胞融合技術得到一種特殊的抗體，只能與癌細胞結合而不會殺傷其他細胞，如

此一來，治療癌症的藥物與這種抗體先行連接再注射到體內，就能像飛彈一樣，準確命中目標「癌」，減輕副作用所帶來的痛苦。細胞融合技術可以說是造福人類的有效利器之一，它不僅能塑造新生命，也能生產新藥物，改進產品製造的流程，細胞融合技術可說是一項生物技術的關鍵性科技。細胞融合技術可以將兩種不同品種的動、植物融合成另一種新型態的生物，以提供我們更好的食物，或產生更優質的產品。

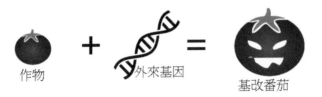

作物　＋　外來基因　＝　基改番茄

20
基因改造技術會造成人類大災難嗎？

大家都知道，目前地球生態遭受人為破壞、水質、空氣、土壤呈現嚴重汙染，但這些似乎尚不足以讓全世界人類徹底覺醒，努力拯救地球。如果說由於某些汙染物的影響，造成男人的精子數量大為減少，雄性動物逐漸消失，有一天人類根本不需要戰爭，就會像恐龍一樣，在地球上滅絕，那麼可能擔心與關心的人會增加許多。事實上，此一情況確實已令許多科學家擔心，而元凶就是環境荷爾蒙，其中一部分則是利用基因改造技術造成的。

「環境荷爾蒙」（Environmental Hormones）是日本人所創的新名詞，但卻有如舊瓶裝新酒，屬於老觀念。荷爾蒙又叫激素，是人體由內分泌產生的微量物質，可發揮強大的作用，人體的生長發育、新陳代謝活動、臟器功能維持與生理活動，以及性別、生殖功能，如甲狀腺、腎上腺、性腺等都有關連。環境荷爾蒙就是指存在於周遭環境的化學性汙染物，進入人體之後擾亂了人體原有激素的作用，同時也發揮類似荷爾蒙的功能。

「環境荷爾蒙」此一名詞是源自於1996年一本暢銷書《我們被剝奪的未來》（Our Stolen Future），書中列舉出了許多汙染的化學物質對人類與生態的破壞，並將這些物質命名為「外因性內分泌干擾物質」，或稱為Endocrine Disruptor（EDS）。日本的學術

界則認爲此一名詞一般人不易了解，因此提出了較爲大眾接受的「環境荷爾蒙」。

化學汙染物對人體與生態的危害，早在1960年代就已引起大眾的注意。如《寂靜的春天》就描述殺蟲劑對自然生態的破壞，鎘、汞、多氯聯苯（PCB）以及戴奧辛（Dioxins），也是大家所熟知的汙染物。但除了這些較爲知名的化學物之外，事實上有必要詳細調查研究還有哪些汙染物是屬於環境荷爾蒙，其作用又是如何？所以歐美及日本等國皆已投入大量的人力與財力探討此一問題。

1980年代，英國有一條河川找不到任何雄性魚類，此篇報導發表之後，世界各地也發現有類似的現象，亦即雄性動物突然消失，全部變爲雌性。

1990年日本沿海地區，發現雌蝶螺居然長出雄性生殖器，鯉魚的精囊變得異常輕，重量僅爲正常的二十五分之一。經過調查的結果發現：雌蝶螺是由於長期受到來自船舶底部塗料的有機錫中毒所導致，而鯉魚可能係清潔劑中所含壬基苯酚（nonyl phenol）所造成之影響。

美國佛羅里達州濕地所棲息的美洲豹，目前已很少看到，主要原因是當地受到汙染物的影響，造成雄性的精蟲大量減少、精子畸形、免疫力降低、甲狀腺機能失常、雄性豹血液中雌性荷爾蒙分泌高過雄性荷爾蒙；體內脂肪中檢驗出數種環境荷爾蒙，而且濃度高至危及生命濃度，除了水銀之外，還有殺蟲劑所分解成的DDE 58ppm，類物質爲27ppm。當然美洲豹的減少還有其他種種原因，環境荷爾蒙只是近年來所發現較值得討論的原因之一。

環境荷爾蒙對動物而言，主要異常現象還有雄、雌性別的錯

亂、生殖力減低、畸形子代、免疫力下降、易感染疾病、神經系統錯亂、行為反常等等。1998年4月《美國醫師會報》刊登了一篇報導，指出男、女嬰出生率已發生明顯的變化，全世界男嬰出生率正逐漸下降。過去的研究顯示，男女出生比率為1.06：1.00，但若統計1970～1990年的20年期間，可以發現美國男嬰出生率降低了0.1%，加拿大則少了0.22%。而女性的發育亦異常地提早，第二性徵出現年齡也有年輕化現象，男性精子數逐漸減少。

1940年時，歐洲男性一毫升精液中平均有1億1,300萬個精子。而1990年時卻減至6,600萬個，最近日本醫學界調查更發現，日本男人平均精子數僅為4,000萬個左右，且精子活動率降低，畸形精子比率也高。同時男人尿道下裂、陰莖變小的情況，也愈來愈多。

環境荷爾蒙對人類胎兒也造成極大影響，一如化學合成的藥物所造成的危害一樣。最有名的例子是1961年所發現的短肢畸胎（海豹肢畸形胎）事件，出生的嬰兒四肢短小甚至沒有手，腳掌與指頭直接附在軀體上，有如海豹，這是由於母親在懷孕期間服用止吐、安眠藥劑（thalidomide）的緣故。

在受精第10週胎兒各部位器官正成形時，若感染了環境荷爾蒙就容易產生畸形兒。1940年代左右，美國合成了女性荷爾蒙乙烯雌粉（diethylstilbestrol, DES），在懷孕期間服用以防止流產。但20年後發現，母親服用所生下的女兒很多在青春期時罹患陰道癌，兒子也有睪丸滯留腹腔無法下降（疝氣）的傾向，目前該藥已禁用，但危害已經造成。

近年來雖然醫學界鼓勵嬰兒餵以母奶較健康，但事實上由於周遭環境的汙染，母奶中已發現含有戴奧辛，在高度工業化的國家，濃度可達40ppt（pg-TEG/G脂肪）。依日本九州大學的調查，嬰兒

每天攝取的戴奧辛量平均為每1公斤體重有70～340pg（TEQ）/g脂肪，而此一數值是成年人容許攝取量的7～34倍；而經由大便排出的量大約是1.7%，其餘98%則滯留在體內。母奶中除了戴奧辛之外，還有許多環境荷爾蒙。所以幼兒過敏性體質、皮膚病以及免疫力的降低等，可能都與此有所關連。

環境荷爾蒙對女性的影響也反映在許多疾病上，如乳癌、子宮內膜症、子宮肌瘤、陰道癌以及不孕症等，而且影響範圍正逐漸擴大中。

目前科學家針對化學法所合成的8萬種物質中，試圖尋找環境荷爾蒙的元凶，其中已有300種列入監測研究中，而確定屬於環境荷爾蒙的則有80種，主要分為下列五大類。

（1）殺生物劑

主要是化學合成的農藥，如殺菌劑、除草劑、殺蟲劑以及船底塗料除汙劑等。較有名的為雙對氯苯基三氯乙烷（Dichloro-Diphenyl-Trichloroethane, DDT）、六氯環己烷（hexachloro-cyclohexane, HCH）、滴滴滴（殺蟲劑）（dichlorodiphenyldichloro ethane, DDD）。以DDT為例，是在1877年初期所合成的，1942年以農藥方式廣泛被使用。二次大戰時美國陸軍在義大利由於傷寒的流行曾使用其來抑制，也曾在地中海沿岸大量散布防止瘧疾的蔓延。但由於發現會有使人體痙攣、意識喪失、傷害神經系統，其代謝產物PL、P'-DDE會與雄性激素結合，使成熟延遲，性器官萎縮等副作用，因此，於1960～1970年代大多數國家都開始禁用，但早期大量使用的結果，對人體的危害已陸續出現，現在連北極都受到極大的汙染。

另包括有耐燃劑（PCB，PBB等）、染料、染料中間體、界

面活性劑（烷基酚，alkyl phenl）、芳香劑、冷媒洗潔劑、重金屬等。

以多氯聯苯（polychlorinated biphenyls, PCBs）為例，是1881年由德國化學家所合成的，此後半世紀之間用在工業上，但1930年代末期發現有更大用途，於是產量急增，且由於其優異的耐火特性，第二次世界大戰時大量用於飛機與戰車的油壓用油中，以及軍用宿舍塗料。1940年以後則混合在許多農藥中一起散布在田野。但1993年危害已經開始呈現，製造工廠人員發生中毒、死亡。1969年美國佛羅里達州熱媒由工廠漏出，使魚蝦大量死亡；同年11月在英國死亡的5萬隻海鳥肝臟中，檢出高於普通鳥16倍的量，所以1970年代時，各國都停止生產。

其副作用對於人體的影響，有些如同女性荷爾蒙一般，但有些則與戴奧辛一樣，有與女性荷爾蒙相反的作用。以猴子作實驗，月經出血異常，受胎率減低。若以20ppm混雜在飼料中餵雞，孵化率由第二週開始下降，並有畸形雞出現。

（2）塑膠類

包括有樹脂及其原料，如酚（phenol）、雙酚（bisphenol A）、烷基酚、聚苯乙烯（polystyrene）、聚氯乙烯（polyvinyl chloride），以及可塑劑。雙酚〔bisphenol A，2，2-bis（4'-hydroxphenyl）propane〕於美國每年大約有65萬噸的使用量，其中有50%用於聚碳酸酯（polycarboate，即樹脂）。樹脂用途很廣，如罐頭內側覆蓋物質、瓶裝水容器、日用品容器、嬰兒奶瓶等。但最近的研究指出，罐頭中發現有雙酚。樹脂奶瓶裝入熱水中再冷卻，則有3.1～5.5ppm的雙酚釋出。雙酚進入人體內有如女性荷爾蒙般，發揮作用，造成許多問題。

另外，目前速食麵的容器幾乎都是以保麗龍爲原料，當加入熱水沖泡之後會溶出苯乙烯（styrene），吃進人體後也會發揮環境荷爾蒙的作用。此外，化妝品的乳液、化妝水所使用的界面活性劑以及可塑劑等，也含有至少6種環境荷爾蒙原料，值得注意。

非特意合成的化合物，如戴奧辛類（Dioxins）。戴奧辛在某些有機氯系列農藥中，以不純物方式出現。在越戰中，美軍使用的枯葉劑中就含有戴奧辛，在越戰結束後出現了雙頭、兩個上半身，以及缺腦部的畸形胎兒。戴奧辛在燃燒垃圾時也會產生，若是經由食物鏈進入人體，則是一種危害性極大的環境荷爾蒙。

藥品如避孕藥、安眠藥等；天然物如植物性雌激素（estrogen）等。這些都是存在自然界中，扮演環境荷爾蒙角色的物質。

緊跟著歐美之後，日本也非常積極地探討環境荷爾蒙的種種相關課題，也許日本人已覺醒他們面臨著種族危急存亡的關鍵期。日本政府由厚生省與環境廳共同聯合執行了五年產官學的研究，總經費爲2～3億日圓，主要在調查環境荷爾蒙汙染擴大的情況，如對生物產生何種類似荷爾蒙的作用，河川、土壤、海水中的疑似環境荷爾蒙物質測定方法之建立，利用動物進行影響實驗，人類精子數減少、癌症等關連的調查，機制的探討，塑膠類產品等所含環境荷爾蒙物質之測定法的研發，野生動物（魚目類、鳥類、爬蟲類等）受汙染實況之調查等。日本參與此一計畫的單位共有30多個，包括多所國立研究所、民營化學公司，以及大學等。1998年6月，日本民間更發起成立「環境荷爾蒙」學會，宣導國人回歸自然，少用近代文明產品，如改以玻璃代替塑膠，用陶瓷碗裝速食麵，以及少用殺蟲劑，養成洗手、漱口的習慣等。

美國政府對於這種會擾亂生物內分泌的特定化學物質也感到憂心，於1999年開始，對8萬種化學合成物質進行分析調查研究。

　　以往大家所熟知的公害，都是以耳朵、眼睛、鼻子等感官可以感受到的為主，如空氣汙染、噪音、水汙染等，縱使無法目測的食物汙染吃進人體後，也會因身體產生異樣反應而察覺到。但微量的環境荷爾蒙因無法目測，又是微量化學物質，在不注意的情況下鯨吞鼉食進入人體，並經由生殖傳承，一代一代傳下去禍延子孫，實在值得我們重視。

　　在先進國家開始注意並大力支持此一相關研究之時，臺灣卻是平靜的出奇，也許還沒覺醒，或許不懼怕絕子絕孫。但是，我們是否應該模仿日本，不再以「自我」為思考起點，以「後代子孫」為主軸，想想人類、土地以及食物的共有、共生問題，否則將來有一天會如同英國河流中的「雄魚」完全消失一般，彷彿代表著你我都沒有未來呢！

21
氣候異常與基因改造技術有關嗎？

大多數科學家認爲，今天氣候異常與基因改造技術並沒直接關係，反而是某些造成氣候異常因素者可靠基因改造技術解決，如酸雨是環境汙染的後果之一，主要是因爲石化燃料（如汽油、煤炭）燃燒時，會產生含有硫與氮的氧化物，進入水蒸氣中，就會形成硫酸與硝酸，降下的雨就是酸雨。普通的雨大概是近乎中性，酸性程度高的雨或霧則造成大自然的危害。

隨著工業化社會的進展，近代文明仰賴石化能源、汽機車及工廠排放的氣體，是造成酸雨的元凶。由於水蒸氣在大氣中會隨處飄散，所以酸雨的危害是不分國界與區域的，即使在高山飲用湖水或河水，也可能是酸雨降下累積的，不見得比較乾淨。大家都知道，北歐的瑞典、芬蘭等國地廣人稀，有許多美麗的湖泊。但自1960年代之後，有很多湖泊已釣不到魚，成爲死湖。而且北歐女性美麗的金髮也變得偏綠——她們可沒有染過髮哦！

又例如，德國的森林轉爲黃色；各地寺廟所種的樹木也因酸雨、酸霧而枯萎。酸雨的危害最早和最明顯的是在北歐，因北歐多季嚴寒，利用石化燃料取暖，所以酸雨程度極爲嚴重。但目前酸雨已是全世界的共同問題，臺灣地區亦然，土壤逐漸偏向酸性，作物生長愈來愈困難，飲用水不僅不潔又呈酸性，已大大危害健康了。

到底酸雨問題有沒有辦法解決呢？科學家試了許多方法，但都不理想。其實最根本的解決方法，就是在燃燒汽油與煤炭前先去除所含的硫與氮。隨著生物技術的盛行，生物學家已找到可以去除硫、氮的微生物，並用基因改造強化其能力，將這些有脫硫、脫氮能力的微生物放在生物反應器中，便能去除石化原料中的硫與氮。燃燒後不會產生含有硫、氮的氧化物，也就不會有酸雨現象了。

　　這種微生物脫硫、脫氮的設備，目前已有許多工廠使用（如火力發電廠、化學工廠），但仍不夠普及，主要原因是設備過於昂貴，在法令尚未強制使用之前，大部分的企業都還在觀望。

　　目前，科學家正在努力研究，也期待以生物技術中的遺傳工程、細胞融合等專業技術，能增進脫氮、脫硫微生物的機能，進而降低生物反應器的成本。如果大家都能使用這種消除有害物質的機器，酸雨的危害就能徹底去除了。

22

基因改造技術能否解決生態失衡？

你聽說過可以吃的餐具嗎？你能想像吃完飯後，可連餐具一併吃下，當作點心嗎？相信大家都曾吃過甜筒冰淇淋吧！裝冰淇淋的餅乾杯是由澱粉製成，當然可以吞進肚子裡。但是，目前所發展成功的「生物分解性塑膠與餐具」，它們的製造過程卻與可食用的冰淇淋杯大不相同。

我們在日常生活中常使用的塑膠袋非常輕，也很耐用，實在非常方便；但是一個用過即丟的塑膠袋，在土壤中卻必須經過至少100年才能分解。若每個人一天平均用3～5個塑膠袋，每天全世界所丟棄的廢塑膠袋就高達上百億個！這些不易分解的物質累積在地球上，總有一天會將人類淹沒，可說是一種嚴重破壞生態環境的「白色汙染」。

塑膠袋在大自然中累積已造成生態失衡，以基因改造法處理塑膠袋則是解決生態失衡的方法之一。近年來，由於化學工程與生物技術進步，科學家終於發展出可取代舊有塑膠袋的新產品。這種新產品不但可在土壤中輕易地分解掉，或作為肥料再利用，其中某些產品甚至還可以吃呢！這類產品主要是以玉米或小麥為原料，再添加部分傳統塑膠成分，先製成一粒粒的塑膠粒，然後依照不同的產品型態，製成薄膜、碗盤或是袋子等。

這類可分解的塑膠產品在10年前就已經發明了，可惜價格比一般塑膠袋貴很多，所以並未被大家接受。但隨著製造技術的進步，生產成本已降低很多，最近更出現以百分之百小麥粉製成的碗，可以直接食用。但由於這類餐盒味道香，所以貯存時要格外小心，否則在還沒有使用前，可能就會被貓、狗，甚至老鼠、蟑螂偷吃掉。

　　「生物分解性塑膠」是劃時代的科技產品，應用範圍很廣，如保鮮膜、尿片、垃圾袋、醫療用器材（手套、手術用線等），培養植物用的育苗杯，以及各型餐具（湯匙、叉子、筷子）等，種類愈來愈多。這類產品能耐熱，所以盛裝熱的食品也沒問題，使用後若埋在土裡，最多3個月即可分解，完全沒有環境汙染的煩惱。

　　「生物分解性塑膠」是指在土壤中很容易被微生物「吃掉」的產品，若用基因改造則分解力更會提高，由於傳統塑膠袋容易引起環保問題，科學家就發明出容易分解的塑膠來替代。生物分解性塑膠的製造方法很多，例如，科學家可以改變傳統塑膠原料配方，或是直接培養基因改造細菌取得（有如養蠶吐絲一樣），也可以利用澱粉原料或蝦蟹殼抽出的甲殼質來製造，方法不止一種。經過科學家的不斷努力，這些新產品已陸續在市面上推出了。

23
基因改造技術能否解決環境汙染？

伊拉克與科威特發生波斯灣戰爭時，科威特石油田曾遭破壞，大量石油流到海洋，汙染了海域。後來科學家綜合各種方法，才解決這些汙染；其中之一就是培養細菌來分解海面上的浮油。其實細菌可以吃掉許多汙染物，石油只是其中一個例子而已，其他如多氯聯苯、重金屬以及工業廢水、廢棄物中所含對人畜有害的物質等，都可以被細菌分解。

大家都知道目前地球的土壤與海洋汙染的情況非常嚴重，尤其隨著工業的發展，人類會製造農藥來殺死害蟲，以增加農作物產量，並生產日常生活的便利產品。但這些科技產品多半不易在自然狀態下分解；再加上這些化學物質很多都是對人體有害的，人類長期生存在有毒物質環境下，致癌機會大增，近年來許多症狀怪異的疾病，就與汙染脫離不了關係。

要去除這些汙染物質，又不會造成二度汙染，最有效方法就是利用細菌來分解。大自然中微生物的種類非常多，我們可以用特殊方法捕獲一些有用的細菌；這些細菌細胞中含有特別的酵素，能夠將有毒物質分解成為養分，這一點是人類辦不到的。

但有些具有這種功能的細菌胃口並不好，分解汙染物速度很慢；生物學家便利用基因改造技術來改良這些細菌，以提高牠們的

分解能力，快速將汙染物吃掉。細菌經過改良，並且大量培養後，可以製成粉末狀或是液狀的細菌產品，以商品方式行銷世界各國。

這種細菌產品直接注入已遭受汙染的土壤之中，細菌吃掉汙染物之後，土壤就會恢復原來的生態，而能重新種植作物；地下水也可用這種方式再提供人類使用，這種技術叫「生物復育」，也就是靠著生物（主要是微生物）清除汙染物，恢復原有土壤的功能。

當然，細菌也不是萬能的，並非所有毒害物質都能以此種方法清除，目前雖然有許多成功的例子，但大多數仍是處於研究階段。科學家倒是很有信心，隨著生物科技的進步，他們相信總有一天人類能操控微生物，解決環境汙染，恢復地球生機。

翻開報章、雜誌，每天都刊載生態被破壞與環境被汙染的消息。地球整體環境的汙染若不想辦法解決，將帶給人類及子孫無窮的禍害。大家都知道環保的重要，但要將已受汙染的環境恢復成原來的樣子，卻不是一件容易的事。許多環境工程學家、生態保護學家與生物、化學家，以及社會學家都投身環保工作，解決汙染問題。其中利用生物技術來清除汙染物的部分，卻較少受到注意。

自古以來，微生物在自然界物質循環過程中，一直扮演著分解者的角色，它可以將動物屍體與植物落葉等進行分解，成為更小的分子後，重新進入地球循環。我們可以說，由於微生物的存在，使得大自然界具有自我淨化的能力，微生物是大自然的清道夫。

隨著近代工業的發展，工廠所排放出來的廢水、固體廢棄物，以及施用在農地的化學性農藥、肥料，都會殺死自然界具有淨化能力的「有益」微生物，使得河川、土壤喪失了「自淨功能」，於是，汙染物在農地、河川中愈積愈多，造成魚蝦等水生動物及作物死亡，這就是所謂「公害的生成」。

自然界既然已不再具有自淨能力，去除汙染的工作就不得不靠科學家另外想辦法解決，所以，產生了新的學門——環境工程學。科學家利用環境工程學的技術來處理汙染問題，所使用的方法有：物理處理法、化學處理法，以及生物處理法等。

　　生物處理法，就是利用微生物體內的酵素來分解各種汙染物。對人類來說，是廢棄物或是毒性物質；但對某些微生物來說，卻可能是可口的食物。隨著生物技術的進步，科學家將具有分解汙染物的細菌等微生物進一步改造，以提高它們的能力，甚至用遺傳工程法塑造出新型的微生物，來分解毒性物質；或是大量培養微生物，再放回自然界、廢水處理場中，使喪失的自然淨化功能恢復。因此，近年來生物技術在環保方面，也扮演極為重要的幕後功臣，這就是「環保生物技術學」。

　　古人曾說過一句話：「流水三尺不腐」，意思是說即使河流很短很淺，如果河水一直流動的話，水質一定不會變壞。這是為什麼呢？主要的原因是大自然中存在許多微生物，這些微生物的功能可大了！它們的細胞中含有一種酵素，能夠將動物的屍體、植物的落葉等，分解成小分子物質，讓這些環境中會造成汙染的東西，變成大地所需要的養分，再重新進入自然界中。藉著微生物一次次的循環分解，有害的物質才不會一直增加，水質當然也不會變壞了。

　　近年來，臺灣有許多人在教導大家把廚房中的剩飯、剩菜製成堆肥，不但可以拿來種花，也減少了垃圾，真是一舉數得！這種將有用資源重複利用的巧思，非常有環保意義呢！

　　但是要將剩菜、剩飯等垃圾轉變成有用的堆肥，必須加入一種堆肥微生物，進行發酵作用，分解出剩菜、剩飯中的蛋白質、醣類和脂肪，成為最簡單的小分子。

第四章　為什麼基因改造產品會對身體有害？

1
基因改造作物分哪些階段？各有何目標？

人類開始有遺傳工程技術之後就進行作物的基因改造，所謂第一代基因改造作物，目的在生產抗霜害、乾旱、蟲害或抗除草劑的作物，到了第二階段在作物中增添營養特性，如含維生素A的黃金米、β胡蘿蔔素的油菜等，試圖改變作物的營養成分，日前第三階段作物的基因改造則是以生產醫用蛋白質，如抗體、疫苗、過敏原及其他生技藥品等為主。

對農民而言，基因改造作物可能可以簡化噴施除草劑的程序、減少殺蟲劑的使用、提高作物的生產力、並降低成本，但由於基因改造作物種子約為一般種子的2～5倍貴，因研發基因改造作物的經費遠比一般育種程序要複雜的多，因此需要用較高的種苗價格，所以必需因新產品導致市場競爭力升高等好處而得到更大利潤的情況下才合算。

對消費者而言，若基因改造作物確實能降低農民的生產成本，則有可能買到較便宜的農產品。抗蟲基因改造作物若真能減少農藥的使用，則能買到農藥殘毒更少的蔬果，具有某些健康成分，或者具觀賞價值的新基因改造植物。

對生技公司而言，製藥用的基因改造作物可以比以前生產更便宜的疫苗或者其他醫療用化合物，增加公司利潤。除此之外，基因

改造技術也可能對環境具有好處。若能減少農藥的使用與肥料的施用，可以降低農業對環境的汙染。假如基因改造作物可以提高生產力，則可能降低新土地的開墾而避免保護地受到破壞；基因改造作物提高生產力還有助於世界糧食短缺的問題。不過也有人認為世界糧荒主要發生在最貧窮的國家，這些國家糧食短缺問題的主要關鍵並非缺乏優良品種。

2
基因改造作物可改善口感嗎？

傳統育種主要是在同種作物間，而基因改造可以突破品種的障壁，也就是種瓜得豆不得瓜，透過不同作物品種間的基因重組既然可形成新品種，由其獲得的基因改造食品在品質、口味和色香方面具有新的特點，所以基因改造之目標若在改善口感，是絕對可能的。

3
基因改造作物可增加營養成分嗎？

第二階段基因改造是可以增加營養成分的，典型例子是黃金米，其中含有較多的β-胡蘿蔔素，直接食用可以解決維他命A缺乏症。

基因改造理論上可以增加作物營養成分，也有改造成功例子，但近年來研究卻呈現負面效果，也就是減少了作物原本的營養價值或分解了作物中重要的成分：基因改造另一目的是去除或減少對人類而言是不需要的物質，這些物質可能是未知的，但卻是作物的基本成分。例如，有自然的抑制癌症能力的成分。美國的研究顯示，在具有抗除草劑基因的基因改造大豆中，異黃酮類等防癌的成分減少了，大豆異黃酮是大豆的主要成分之一，與雌激素有相似結構，因此，大豆異黃酮又稱植物雌激素，能夠彌補中年女性更年期或雌性激素分泌不足的缺陷，改善皮膚水分及彈性，緩和更年期各種綜合症和改善骨質疏鬆，使女性再現青春。大豆異黃酮的雌激素作用可影響激素分泌、增加代謝活性、促進蛋白質合成，也是一種預防癌症的天然物，異黃酮也是一種有效的抗氧化植物生化素，能阻止過量氧自由基的生成，而氧自由基是一種強致癌因素。可見異黃酮的抗癌作用有多種方式和途徑。

野生種植物本身能產生大量的毒性物質和抗營養因子，以抵

抗病原菌和害蟲的入侵。如豆類中含有蛋白酶抑制劑（protease inhibitor）、凝集素（Lectins）和生氰糖苷（Cyanogentic Glycosides）等。傳統食品中這類毒性物質和抗營養因子的含量較低，或者在加工過程中可以除去，因此並不影響人體健康。但基因改造作物中，特別是抗蟲基因改造作物的產品，則有可能增加這類物質的含量或改變了這類物質的結構，使其在加工過程中難以破壞，造成對人體的危害。目前雖然尚未發現有基因改造作物由於增加了有毒物質或抗營養因子而對人體造成不利影響的例子，但不能排除這種可能性，因此，需要對這類基因改造作物進行嚴格的毒理學安全實驗。

基因改造黃金米的正、反兩面爭論不斷，黃金米已研究多年，至今未能上市的主因不在反對基因改造的人士，而是黃金米本身。國際稻米研究所完成的比較研究顯示，基因改造黃金米的產量偏低，根本無法吸引農民種植。所以基因改造黃金米只能說初步完成，不能算是真正研發成功，需要再多做進一步實驗，等到產量提高才算數。不過屆時要上市前還需經由健康風險評估，健康風險評估要花較多費用，由於基因改造公司認為，改造玉米、黃豆種子的市場較大，因此才投下巨資進行基因改造玉米、黃豆的風險試驗。基因改造黃金米是基因改造企業用以宣傳用，向世人說明基因改造企業也很有人性，不會向第三世界農民要權利金，但是否對基因改造黃金米實施健康風險評估的投資就不得而知了。

此外，還有一個問題，生鮮胡蘿蔔中β-胡蘿蔔素的含量，只要曝曬在陽光下乾燥，其β-胡蘿蔔素的含量即會降低四分之三，乾燥後剩下四分之一的β-胡蘿蔔素，再經過兩個月儲藏，到消費者食用還能剩下多少呢？

基因改造黃金米是一個很好的例子，可用來說明基因改造科技最嚴重的缺點，就是把複雜的作物各項問題想得太簡單，只要一、兩個基因就代表一切，認為只要由外界轉殖一、兩個基因就行了，然而，可能是這種錯誤觀念，使基因改造作物種了20年，為什麼仍存在有那麼多問題的根本原因。

　　被植入外來基因的物種，表現出人類希望的品質，這就達到了「預期效應」，但也有可能表現出意外的品質，或者喪失了原有的品質，科學家們認為是「不可預測效應」，「不可預測效應」有可能有利，也可能有害。例如，一種芥末，因為轉入了耐除草劑基因，其受精能力意外提高了20多倍。但也有「不可預測效應」，有些基因改造油菜，β-胡蘿蔔素含量提高了，維生素E卻降低了。

4
基因改造作物可直接生產如疫苗類醫藥品嗎？

生技醫藥品的生產方式最早是以重組DNA大腸桿菌之方式處理，之後有酵母菌系統，以及昆蟲、哺乳動物細胞系統等。生技醫藥品的生產條件極為嚴格，細胞大量培養時也有產量與成本的限制，因此，生技醫藥品的成本較高，每公克大約在20至幾千美元不等。

量產問題是未來生技醫藥品發展的關鍵性因素之一。生技藥品上游的研發工作，無論是如何進行DNA重組或基因改造等操作，量產時仍需透過動物細胞培養或微生物發酵，由於生技醫藥品的市場快速成長，已出現產能不足的現象。

為了解決生技藥品價格過高，以及產能不足的困境，生技業界積極尋找替代技術，農業生技領域中的基因改造植物成為未來的新趨勢。以此方法生產生技醫藥品，有降低成本、提高產量、減少生產時受汙染的風險，以及保存方便與使用簡便等優點，此即謂之分子農場（molecular farming）。

分子農場是指以基因改造植物來生產醫藥品及化學品的新構想，其優點是比利用微生物生產更為便宜，而且人畜共同病毒等動物感染性生物混入的風險也不會發生；缺點是產品常需經過糖鏈修飾。

分子農場的研發比一般基因改造作物起步慢，目前的研究方向有單株抗體、疫苗、其他生技醫藥品，以及特用化學品等。至2014年爲止，只有少數幾項用作試劑的產品上市，其產量少，銷售額也不高。

　　以基因改造作物作爲生物反應器不僅可生產有機分子、生技藥品（如治療用抗體、疫苗、抗凝血劑、荷爾蒙、蛋白質／胜肽抑制劑、重組酵素等）或生物製劑（如抗原、食用疫苗），亦可用來製造高價值的生物實驗室試劑（laboratory reagents）用於醫學研發與醫療器材產業的生醫材料，以及抗老化的作物。目前分子農場主要運用的作物表現系統包括有：菸草、玉米、稻米、馬鈴薯、紫花苜蓿等植物；所開發的主要產品如：食用疫苗、單株抗體及其他蛋白質藥物等。

　　利用分子農場生產蛋白質或酵素，先決條件是必須對人體安全及對環境無顯著影響，後者主要針對會移動的動物與會產生花粉的植物。動物必須飼養在可控制的空間範圍內，植物種植的範圍則必須與一般作物有一段安全距離，而且種子採收不能與一般作物混雜。

　　一般大眾對基因改造生物仍有所疑慮，因此，科學家必須以誠實、公開、負責任的態度進行分子農場產品的研發，提出對人體及環境無安全顧慮的實體數據，以便推動產品的上市。另一方面，科學家也有責任教育大眾，認識基因改造生物的本質，接受安全、優質的分子農場產品。

5
基因改造作物非天然是大家害怕的原因嗎？

違背自然是基因改造作物令人害怕的原因之一，最明顯的是會產生耐抗生素、耐藥性細菌，因基因改造技術係採用耐抗生素（如抗卡那黴素、新黴素及鏈黴素等）基因來標示基因改造作物，這表示基因改造作物帶有耐抗生素的基因，這些基因透過細菌而影響人類。

英國的研究顯示，基因改造作物中的改變基因可能會進入到生物有機體，改變的基因如跨越種群和轉移至細菌，其結果可能會導致新的疾病。雖然這種機會可能性很小，但如出現無法治療，傳播廣的疾病時，後果不堪設想。科學家曾設計人造胃，對人體消化基因改造食物的過程進行模擬，發現DNA竟滯留在腸內，同時某些經基因改造的細菌能夠把自己的抗生素抗性基因轉移給人造胃的細菌。如果類似結果發生在人和動物體內，就可能培養出功效最強的、抗生素也無法殺死的超級細菌。英國就禁止一種用抗氨苄青黴素（Ampicillin）基因作標示的基因改造玉米當飼料餵牛，因其中含有的DNA不僅保持原樣，並有可能加速對抗生素的抗藥性。

基因改造產品有另一大特點，就是害蟲不敢吃，這樣一來傳統農藥的使用減少80%。也就是說，害蟲不再吃此基因改造植物了，但可別忘記了，這些害蟲並沒有因此而消失，任何生物都會找到生

路的，這是大自然法則，爲了生存，害蟲必然會適應環境變化而生存下來。這必然會帶來新的食物鏈再平衡，這種新平衡，人類能適應嗎？人類能逃脫得掉嗎？這一切給人類帶來的危害，有誰能知道？任何新科學的應用，特別是涉及到大自然的食物鏈方面的科學應用，都應該小心謹慎才好。

　　回顧人類近代的科學發展，不全是有利，有時是有害的。只是科學家爲了研究往前衝，而忽視了負面的危害，這是人類最大的敵人。美國基因改造農田還出現了「超級蟲」，這是由於基因改造作物並不針對次生害蟲，這使得一些次生蟲漸漸成爲作物的主要害蟲。而除蟲劑讓這些害蟲有了抗藥性，變成超級蟲，農民雖然投入更多的藥物除蟲害，卻仍沒有功效。美國國家科學院的報告也指出，長期種植基因改造作物會給農業經濟帶來無法彌補的結果，因爲這並非天然的。

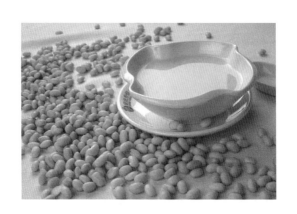

6

基因改造玉米中是否有殺蟲毒素？

玉米基因改造最為人所熟知的為抗除草劑基因，事實上也有殺害蟲基因，產生殺蟲毒素，因玉米也有兩種主要蟲害，即玉米螟及蚜蟲。

玉米螟為玉米最主要的害蟲，在3～9月間播種的玉米被害較嚴重。成蟲在深夜活動，將卵塊產於高約20公分以上的玉米葉片背面，孵化的幼蟲危害玉米各部位，最後在危害部位化為蛹。傳統防治方法，可於高20公分時開始釋放赤眼卵寄生蜂，每公頃施放蜂200片，以抑制玉米螟卵粒孵化。另外，分別於玉米輪生初期，雄花抽初前4～5天，雌花吐絲後3～4天，施用抗蟲微生物劑蘇力菌粒劑於心葉。其預防防治率可達70%～80%。

玉米蚜蟲為玉米生育後期的主要害蟲，尤其氣候乾燥時危害最為嚴重。蚜蟲群集心葉或苞葉、雄花及雌花梗吸取汁液，使玉米發育不良，蚜蟲發生時噴施4.5%苦楝油（neem oil）液防治之，防治率可達70%～80%。

美國因玉米種植面積過大，美國農民需以直升機噴灑農藥，為了照顧方便，玉米被轉殖入抗草劑、殺蟲劑等基因。

7
蘇力菌殺蟲毒素對人體是否有害？

久以來，蘇力菌被認為是昆蟲病原菌，常在昆蟲棲息環境的附近發現，蘇力菌多寄生在鱗翅目類幼蟲，以及少數雙翅目及鞘翅目幼蟲體上，蘇力菌可用發酵法大量生產，製成粒劑直接施放在植物上，亦可製成濕性粉劑加水稀釋噴灑防治害蟲，對防治玉米螟蟲和蔬菜小菜蛾都很有效。

主要原因是蘇力菌可以分泌一種毒蛋白，對鱗翅目鞘翅目昆蟲有很強的殺傷作用。人類很早就研究利用蘇力菌來殺滅害蟲，而且已有100多年歷史。隨著分子生物學技術的發展，人類將蘇力菌基因植入水稻、玉米等作物，使其製造出毒蛋白，以達到抗蟲的效果。

蘇力菌蛋白能毒死昆蟲，那麼對人體究竟有沒有害呢？認為蘇力菌毒蛋白無害的人士舉出了三個原因來說明：（1）蘇力菌內毒素是一種蛋白質，加熱以後就喪失活性了；（2）蘇力菌內毒素本身沒有毒，只有在昆蟲腸道鹼性環境下才能轉成有毒的蛋白，而人的胃環境是酸性的，因此對人無毒；（3）蘇力菌內毒素產生的毒蛋白要和昆蟲腸道細胞表面上特定的受體結合才能起作用，而人的消化道細胞表面上沒有這種受體。

蘇力菌其實與人體致病的肉毒桿菌一樣，而後者被認為是可

以引起致命性嘔吐和腸胃炎的病原體，其產生的熱穩定性毒素可以在30分鐘內引起人體發生嘔吐，根據記載，曾經導致一名17歲的瑞士男孩由於嘔吐引起的肝衰竭和橫紋肌溶解而死亡。目前的研究發現，過去所使用的所謂肉毒桿菌中70%是蘇力菌，而且目前商業用的蘇力菌菌株含有嘔吐毒素和腸毒素基因。

人體的體液大部分是鹼性的，唾液的pH值為6.50～7.50，十二指腸液的pH值為4.20～8.20，膽汁的pH值為7.10～8.50，胰液的pH值為8.00～8.30。所以人體整個消化系統幾乎都是鹼性的，完全可以滿足蘇力菌毒蛋白溶解和發揮生物學作用的需要。

蛋白質與細胞的結合，可以透過吸附作用，而不一定需要結合受體，比如紅血球對青黴素和磺胺藥等的吸附。而且，現在沒有發現受體並不等於不會吸收，例如，三聚氰胺雖然不是蛋白，但可以進入人體，現在是大家所公認的，但是它在腸道有任何受體嗎？

基因改造過程中為了知道基因的轉入是否成功，要用抗生素進行標記，而抗生素的濫用會對人體產生危害。原來施打一劑就可以治的病現在多打也沒功效。另外，基因改造食品還被質疑可能會增加人體對食物過敏的風險。

8
外來基因本身有毒嗎？

外來基因可能也會有毒，基因改造技術是將微生物、植物、動物甚至於人類的某個有用的基因片段從試管中分離出來，然後接上若干個基因片段，形成一個新構築體。這個構築體為了要轉殖有用基因，還包括啟動基因，這是用來促進有用基因在接受者生物體上能夠表現出來；另外，也可能含有篩選基因等，抗生素基因是常用的篩選基因，基因改造食品擁護者經常說基因改造食品吃下肚，不論是DNA或蛋白質都會在胃中完全分解，不會進到身體其他部位；這個說法顯然是錯的。美國哈佛大學醫學院根據4篇獨立的試驗研究，涵蓋1,000多人的檢驗數據加以分析，結果發現，人體血液中會含有整段的外來DNA，包括植物性DNA，而發炎患者的外來DNA濃度最高。基於其他動物已經檢驗出含基因改造DNA，所以可以合理推測人體會有相同的情況。

9
基因改造胺基酸大量死亡事件的真相？

左旋色胺酸（tryptophan）是人體不能合成的所謂必需胺基酸的一種，色胺酸也是構成動植物蛋白質的一種基本胺基酸，因此，它必須從食物中攝取。色胺酸是血清素（血清張力素，serotonin，又稱5-羥色胺，簡稱為5-HT）的前驅體，血清素是重要的神經傳遞物質，由此達到提高睡眠質量的效果。牛奶和火雞中也含有左旋色胺酸，因此能夠幫助改善睡眠或是放鬆心情。左旋色胺酸是一種非處方補劑，醫生經常建議那些患有失眠症、月經前焦慮或是壓力過大的人服用。由於左旋色胺酸已經安全使用了很多年，但1990年卻發現導致病人身體不適。此外，最早的三病例都來自新墨西哥州，所以一致認為該病很有可能是當地的某種毒素引起的。

美國食品藥品監督管理局曾發布「致公眾的嚴重警告」信件（A Strong Warning To The Public），要求大家停止使用左旋色胺酸，幾天之內，全國又報導了154起病例。FDA作出反應，下達召回令，要求凡含有100毫克以上左旋胺基酸的非處方類保健食品全部退出市場。據FDA聲稱，之所以選定100毫克為標準，這是因為與服用左旋色胺酸有關的病患，當時每日攝入該藥的最低量為150毫克。

由於患者體內會存在大量嗜酸性細胞，並且出現肌肉疼痛症

狀，於是疾病控制中心將此疾病命名爲嗜酸細胞增多性肌痛症候群（eosinophilia-myalgia syndrome, EMS）。之後確診患有EMS的病例已躍至707人，其中一例證實因爲此疾病死亡，後來病例數增至1,411人，其中19例死亡。儘管在確定該病症原因後不久，疾病控制中心就停止了對該病的監控，但FDA最後統計的病例數仍然高達5,000～10,008例，其中近40人死亡。

有一人雖然只服用了劑量少於100毫克的左旋色胺酸，但仍然患上了此病。有鑑於此，FDA擴大範圍，宣布召回所有非處方類左旋色胺酸。幾乎又過了1年，FDA才召回部分醫生開處方時使用的左旋色胺酸，例如，用於靜脈注射和嬰兒配方奶粉的左旋色胺酸。有6家藥廠向美國供應左旋色胺酸，均爲日本企業。

經過數月的調查，研究人員得出結論，只有日本昭和電工株式會社（Showa Denko KK）生產的左旋色胺酸與EMS一病有明顯關聯。昭和電工株式會社是日本第四大化工生產商，同時也是美國市場上最大的左旋色胺酸供應商。

研究人員在分析昭和電工株式會社生產的左旋色胺酸時，發現其產品雜質含量遠高於其他廠商。其生產的左旋色胺酸中有60多種微量雜質，而其中6種便可能導致感染EMS。儘管這6種雜質的含量微乎其微，甚至只占0.01%，但研究人員認爲其中至少有1種或多種導致了該疾病的發生。

生產公司懷疑生產過程中混入了外部雜質並「汙染了」產品，但這是毫無根據的。產品生產的過程都經過了嚴格把關。如果這些雜質不是來自外部，那麼它們來自何處，爲何又只在昭和的產品中查出，在生產左旋色胺酸時，先要經過發酵過程，在這個階段，大部分日本生產廠家都將某些菌株與酶混合在一起以產生反

應，因此發酵後的發酵汁必須要加以過濾，以提高產品的純度。然而，昭和電工率先使用了一種新的生產方法：他們對細菌的基因進行改造，可顯著提高產量。但是昭和公司這一戰略性的舉動卻帶來了很大的危害。基因改造後某些酶和產品的濃度會高於正常值，最後就有可能產生更高濃度的有毒物質，無論任何時候，如果你讓細菌多生產出1個小分子，都將會產生不知多少個這類小分子。

昭和公司所用的細菌很可能會產生10到15種酶，還有一些副產品也遠遠超過標準濃度。如果有其他的酶反過來作用於這些產物，可能會產生一些物質，這些都是細菌以前從未產生過的。一種或幾種這樣的產物將會合成複合毒素，威脅人類健康。由於高濃度的左旋色胺酸對細菌本身也會構成威脅，因此，出於自我防護，細菌便有可能產生一種酶，去改變左旋色胺酸，不管出於什麼原因，一些新的物質便在昭和的產品中誕生了。

這種前所未有的疾病會使身體長滿了一種奇怪的疹子，之後又開始劇烈咳嗽。感到渾身無力，劇痛不已，肌肉組織也開始不受控制，手會突然握緊，有時甚至下巴也會突然合上，所有的肌肉都有可能突然繃緊僵硬。

10 基因改造食品如何進行安全性評估？

1993年經濟合作與發展組織（Organisation for Economic Co-operation and Development, OECD）首次提出了實質等同性原則，OECD認為，以實質等同性為基礎的安全性評價，是說明現代生物技術生產的食品和食品成分安全性最實際的方法。1996年聯合國糧食暨農業組織（Food and Agriculture Organization, FAO）和世界衛生組織（World Health Organization, WHO）的專家諮詢會議建議，以實質等同性原則為依據的安全性評價，可以用以評價基因改造衍生的食品和食品成分的安全性。實質等同性可以證明基因改造食品並不比傳統食品不安全，但也不證明它是絕對安全的，因為證明絕對安全幾乎是不可能的。

會議將實質等同性分為以下三類：（1）與傳統食品和食品成分具有等同性；（2）除某些特定差異外，與傳統食品和食品成分具有等同性；（3）與傳統食品和食品成分無實質等同性。

實質等同性是安全性評價程序執行前的指導原則，完整食品全面安全性評價的要點是：（1）親本（宿主）作物的安全食用歷史、成分、營養、毒性物質、抗營養素等；（2）供體基因的安全使用歷史、基因組合的分子特性和插入到宿主基因組性質和標記基因，考慮到基因的水平轉移和DNA安全性；（3）基因產物危害性

的評估數據，包括毒物學和過敏性。

　　透過對起始作物材料安全性情況的深入評價和在基因改造過程的綜合評價，為了保證新作物和傳統的對應物一樣安全，還必須按照實質等同性原則，對基因改造作物的表型和農藝學上性狀、成分、營養和飼養性等方面的等同性進行綜合評價，證明它們和傳統對應物是等同的。各國用這個方法評價了50多種基因改造作物，結論是，由基因改造作物產生的食品和飼料，和傳統作物產生的都是一樣安全和營養的。

　　截至2013年，從事基因改造植物研究開發的國家，制定了相應的政策與法規以保障基因改造食品的安全。例如，美國已建立了健全的從事食品安全與環境檢測的管理機構和嚴格的安全標準，對基因改造植物的研究、開發、試驗、生產皆進行嚴格的管理和有效的控制，每一種基因改造作物在進行釋放環境試驗和轉入商品生產之前，都要對其生物本身，以及生產過程的安全性、風險性進行評估審查，通過其相關標準後才予以批准。為了統一評價基因改造食品安全性的標準，聯合國糧農組織和世界衛生組織所屬的國際食品規定委員會也已決定制定基因改造食品的國際安全標準。

　　由於不同的基因改造作物，外來基因插入的部位不會相同，因此每一個新的基因改造生物體的安全性都不一樣，所以這是為什麼每一個新的基因改造生物體都要接受安全性審查的理由。

11

美國政府核准的產品一定安全嗎？

科學是有盲點的，身為科技龍頭的美國所宣稱安全的產品全世界各國都會跟進，但實驗對象只針對所用樣本，不僅樣本不夠多，更無普及化代表性，科學是狹隘的，過去美國曾核准而宣布安全的產品，之後發生問題者非常多，DDT與沙利竇邁是其中兩例而已。

到目前為止，美國政府並未正式宣布基因改造產品是不安全的，發布消息的是民間團體和外圍機構，而非政府本身。美國環境醫學科學研究院在2014年3月提出報告指出：一些動物實驗證明，食用基因改造食品有嚴重損害健康的風險，包括不孕，免疫問題，加速老化，胰島素的調節和主要臟腑及胃腸系統的改變等，這項結論引起了轟動。尤其更強烈建議，基因改造食品對病人有嚴重的安全威脅，號召成員醫生不要讓他們的病人食用基因改造食品，並教育當地社區民眾盡量避免食用基因改造食品。對於基因改造食品為害健康原理，可能是植入到基因改造大豆的基因會轉移到生活在人體腸道裡的細菌的DNA，並繼續發揮作用。這表示吃了一次基因改造大豆之後，雖然沒繼續食用基因改造食物，在體內仍然不斷產生有潛在危害的基因蛋白質，也就是吃基因改造玉米，會把我們的腸道細菌轉變成活的農藥製造廠，可能直至死亡為止。早在2008

年，美國科學家便證實了長時間餵食基因改造玉米的小白鼠免疫系統會受到損害，該研究成果發表在同年《農業與食品化學》雜誌上。同年4月，美國政府主管食品的部門FDA宣布撤消它在數年前頒布的CRY 9C基因改造玉米種植的工業指南，主要原因之一，就是該基因改造作物對人類健康安全可能有嚴重威脅。

1994年2月，孟山都公司生產的基因重組牛生長激素rBGH（Recom-binant Bovine Growth Hormone, rBGH）已被美國政府正式批准上市。但是早在1985年，美國食品藥品管理局就已經宣布它對人類是安全的，並且允許該公司出售注入過rbGH的乳牛產的牛奶，以及這種牛奶加工的乳製品，也允許該公司銷售這種牛肉。根據一份從美國食品藥品管理局流漏出的的文件來看，FDA在對激素的「特點和生物活性」進行了錯誤假設的基礎上，僅根據用老鼠作實驗，為期28天的飼養研究，就批准了該激素的商業化。FDA內部並不是所有人都相信這種牛奶是安全的，有些人還公開表示不同的意見。

美國FDA的研究人員約瑟夫‧塞泰伯尼（Joseph Settepani）負責審查動物用藥內容。在一次紐約國會議員舉行的公開聽證會上，塞泰伯尼曾表示：「在動物用藥中心，沒人關注人類食品的安全問題。」他說出此話後不久，就被上級指責違抗命令，甚至受到威脅，說要撤銷其主管職務並解雇他。他被指控說，如果言論威脅到企業的利益，是不允許的。

美國FDA的另一名科學家也認為對人類食品安全問題的評估方式已經不再客觀與講求科學了。動物用藥中心的上司為得到有利於製藥業的科學結論，一直對研究員施加壓力。在動物用藥中心工作的時候，親眼目睹了藥品生產商對該機構的科學分析、決策和基

本任務的干涉。在FDA存在著一種明顯的趨勢，即該機構對贊助廠商的要求和資料全部照單全收，甚至違反原則，篡改資料，以使那些資料能被藥品生產商接受。

業界都知道，美國FDA的評審員更看重檢測的數量，而不是檢測的內容。當時有4個公司都在尋求自己生產的rbGH獲得批准，他們提交給FDA的資料堆得像山一般高，據孟山都公司聲稱，僅他們提交的文件就有67呎高。

12

基因改造作物是否會引發過敏？

科學家已經發現某種基因改造大豆會引起嚴重的過敏反應；在美國許多超級市場中的牛奶中含有在牧場中施用過的基因工程的牛生長激素。一家著名的基因工程公司生產的番茄耐儲藏、便於運輸，但含有對抗抗生素的抗藥基因，這些基因可以存留在人體內。人類用基因改造的特性和不可避免的不完美會一代一代的傳下去，影響地球所有生物，而且永遠無法被收回或控制，後果是目前無法估計的。

　　基因改造作物通常插入特定的基因片斷以表達特定的蛋白，而所合成的蛋白如果是已知的過敏源，則有可能引起人類的過敏反應，即使表達的蛋白為非已知過敏源，但只要是在基因改造作物的食用部分顯現出來，也應對其進行人體過敏評估。基因改造食品對人類健康的另一個安全問題是抗生素標記基因。抗生素標記基因是與插入的目的基因一起轉入目標作物中，用以幫助在植物遺傳轉化篩選和鑑定轉化的細胞、組織和再生植株。標記基因本身並無安全性問題，有爭議的一個問題是會有基因水平轉移的可能性。如抗生素標記基因是否會水平轉移到腸道被腸道微生物所利用，產生抗生素抗性，引發過敏，也可能會降低抗生素在臨床治療中的有效性。星連玉米（StarLink Corn）已經是基因改造玉米的商品名，該品種

中有蘇力菌的抗蟲基因；美國政府在1998年核准使用爲家畜飼料用，但禁止作爲人類食品。然而，因生產運輸過程的管理不當，星連玉米與供人食用的玉米混合，食用後造成十餘人發生過敏反應。之後美國若干大食品業者也抵制購買，日本因此將混有星連玉米的進口玉米退回。美國政府更要求種子公司付給農民高達10億美元的賠償金，同時停止販售星連玉米的種子。但到目前爲止，科學上仍未能證實過敏反應與食用星連玉米所含的殺蟲蛋白質有關，這就是基因改造作物上有名的星連玉米事件。

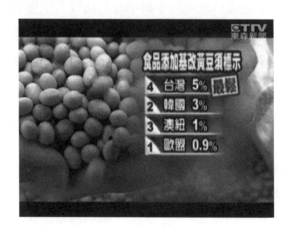

13
基因改造作物是否會引發腫瘤？

　　這是最具爭議性，也是最引人害怕的話題，《國際期刊》在2014年刊登論文，指出基因改造作物所用除草劑年年春中的主成分嘉磷賽可能與罹患非何杰金氏淋巴瘤（Non Hodgkin's Lymphoma, NHL）有關。該論文分析過去30年來相關流行病學的前44高收入國家所作的研究報告，探討21類農藥80種主成分與農業相關人員者罹患NHL之間的關係；結果發現，B細胞淋巴瘤的出現與苯氧類除草劑（如2，4-D），以及有機磷類除草劑（如固殺草，也就是百試達Basta 13.5%溶液、嘉磷賽）都有正比例關係，而瀰漫性大B細胞惡性淋巴瘤則與有機磷類除草劑呈正比，該報告也指出胺基甲酸鹽類殺蟲劑、有機磷類殺蟲劑等也都有關。這篇報告來得正是時候，因為美國環保署當時正在審核兼耐嘉磷賽與2,4-D兩種除草劑的基改作物，若通過的話，美國這兩種除草劑的用量還會增加。另外，除草劑年年春中的填加劑，即非離子性之表面擴張劑polyoxyethyleneamine（POEA）也已被發現會殺死人類胚胎細胞。

　　美國民間團體「Moms Across America」與「Sustainable Pulse」聯合取樣檢測婦人乳液，發現除草劑嘉磷賽的含量在76 µg/l～166 µg/l之間；這是歐洲嘉磷賽的最大汙染物濃度（MCL）標準

的760到1,600倍，因為歐洲的是0.1 μg/l，但美國飲用水嘉磷賽的最大汙染物濃度是700 μg/l。美國的婦人大多知道基因改造風險，也會刻意避免，居然還有這麼高的濃度，那麼沒警覺的話應該會更高。目前美國政府對嘉磷賽採寬鬆的規範，主要理由是認為此農藥不會在生物體內累積，人吃進去會被排掉，因此不會有危害健康的問題，但母奶測驗的結果已打破此錯誤的結論。嘉磷賽可能就是嬰兒有生命以來第一個被強迫接受的化學農藥。受測出乳汁含有微量嘉磷賽的一位媽媽覺得很沮喪，因為她只吃有機產品，不過「Moms Across America」指出，嚴格攝食有機非基因改造食品的婦人過了幾個月到兩年，其乳汁大都已測不出嘉磷賽了。至於人類尿液的嘉磷賽含量，在瑞士約為0.16 μg/l，在拉脫維亞約1.82 μg/l，然而在美國的檢測，最高值在是奧立岡的18.8 μg/l。本次檢測發現美國飲水的嘉磷賽測值在0.085～0.33 μg/l之間。「Sustainable Pulse」呼籲全世界各國政府暫時禁止嘉磷賽的販賣使用，直到有公信力學者研究其長期風險作出結論後再決定是否開放。此次檢測結果令人想起1970年代發現母奶含有多氯聯苯，而導致1979年美國國會禁止其生產。多氯聯苯與嘉磷賽的生產公司孟山都在1930到1977年都還堅持多氯聯苯是無毒的，該公司也登廣告說嘉磷賽無毒易分解，被美國與法國法院判廣告不實。

14
基因改造作物是否會引發腎病？

斯　里蘭卡政府首度禁止除草劑「年年春」的使用。這是因為研究指出，年年春的成分嘉磷賽可能與該國北方農民未知原因的腎臟病有關，而且此一未知腎病也是薩爾瓦多當地男性死亡的第二大原因，研究人員認為可能嘉磷賽施用後與土中離子結合，產生高毒性化學物，農民使用地下水，因而致病。北斯里蘭卡約有400,000個病例，其中20,000人因而死亡。由於斯里蘭卡在1970年代就開放農藥使用，學者認為經過12～15年的農藥殘留累積導致1990年代未知原因的腎臟病的發生；農藥中嘉磷賽符合許多「元凶」的特點，例如，可與硬水結合成穩定化合物、具有維持腎臟毒性金屬離子與進入腎臟的能力、多管道進入人體等。嘉磷賽本身在土壤半衰期只有47天，但與金屬離子結合就難以分解，半衰期長達22年，進入人體的管道很多，包括飲用水、食物與空氣；農民由皮膚或直接經呼吸道吸收，因而傷害腎臟。

15
基因改造作物是否會降低免疫力？

　　1998年8月，英國研究發現，老鼠食用了轉基因改造馬鈴薯之後，免疫系統遭到破壞；美國也有一些害蟲的天敵因基因改造植物致死的報導；2005年5月22日，英國媒體又披露了知名生物技術公司「孟山都」的一份報告，以基因改造食品餵養的老鼠出現器官變異和血液成分改變的現象。這些消息在帶給全世界震驚的同時，也使更多的人懷疑食用轉基因原料製成食品的安全性。

　　蘇格蘭的研究人員也在1998年試驗發現用某基因改造馬鈴薯餵食老鼠，有使老鼠生長遲緩、免疫系統失調的現象。這些實驗結果公開後引起嘩然大波；後來其他科學家發表試驗結果，認為此次的試驗結果只是個案，不足採信，但真正的答案，就是該基因改造馬鈴薯是否安全仍然沒有答案。

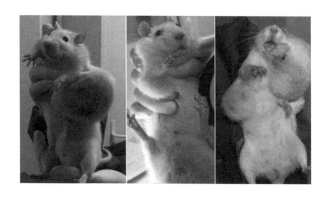

國際知名的自然資源保護者珍·古德（J. Goodall）在《希望的收穫》（Harvest for Hope）一書中指出，世界各地許多動物對基因改造作物表現出本能上的厭惡。2003年9月雜誌就刊登了一個事例，一位農民，用他的牛進行餵食試驗，他把一個飼料槽裝滿50磅的基因改造Bt玉米，另一個槽則裝滿天然，非基因改造的玉米，他觀察到他的每一頭牛都先用鼻子聞一聞基因改造玉米，接著後退，然後走到非基因改造的玉米處，開始食用起來。

1999年美國記者為生態農業雜誌ACRES USA寫了一篇文章，內容是美國很多種玉米的農民反映，如果餵食槽中是基因改造作物，豬就吃不完平時的定量食物。浣熊經常吃光有機玉米田，對基因改造玉米田卻敬而遠之。有位農民看到一個多達40多隻的大鹿群來到農田，卻沒有一隻鹿去吃孟山都的抗除草劑基因改造大豆。

家豬、浣熊和鹿群對基因改造食物表現出天然的反感，是因為感覺到基因改造食物有害還是因為基因改造食物不合口味？人類當然不得而知，正因為未知，更引發了對基因改造食品安全性進一步的迷惑。

17
基因改造作物是動物飼料為何給人吃？

美國人的飲食習慣與東方民族有很大差異，美國人豆類蛋白質來源是花生，東方人喜好的大豆則是動物的飼料，玉米除了工業用途外也是飼料成分之一。在美國，玉米用於食用的比例大約是總消費量的10.5%，而其中直接食用的比例為1.8%。有將近一半的玉米用於飼料，近四分之一用以生產生物燃料，近五分之一用於出口，這三項消費的總和占玉米生產總量的90%。

也就是說，儘管美國是基因改造玉米生產大國，可是美國人自己對玉米的消費卻很少，並非像支持基因改造者說的，美國人也大量食用。

依美國官方統計，2008年，美國大豆產量約為8,050萬噸，其中3,390萬噸用於出口，約占總產量的42%；用作飼料的大豆，才2,912萬噸，少於出口；而製成乳製品和其他食品被美國人民直接食用的大豆約為350萬噸，是出口數量的10%左右，也是總產量的4%左右。美國人口3.2億，平均每人每年食用10.9公斤，平均每人每天食用29克，沒資格宣稱是大規模食用。

而就大豆油而言，2008年，美國總產量為7,290萬噸，而用於食品消費的只占11.6%；在11.6%的消費總量中，直接食用的比例占了70%，也就是說，美國人直接食用大豆油的比例只占其大豆油

生產量的8%。可見，美國國內基因改造大豆油的消費量也很少，而是大量用於出口和工業生產。

　　美國市場的食用油，相當大的一部分來自本國生產和大量進口的非基因改造植物油。國際市場上，大豆油消費約占27.6%，更大宗消費的植物油是棕櫚油，另外還有油菜油和橄欖油等。其中棕櫚油和橄欖油消費呈現逐年上升趨勢，而這些是非基因改造的，明確標記「NON-GM」（非基因改造）或「EXTRA-VIRGIN」（完全天然、沒有經過人工塑造的，即非基因改造的），橄欖油國際貿易市場大約有三分之一是美國進口消費。據統計，至2009年中，基因改造產品的生產規模不等於基因改造產品的消費規模。美國大量出口自己生產的基因改造產品，同時進口非基因改造產品以滿足市場需要。這就是美國的真面目，美國飼料級大豆與玉米給外國人吃是不足為奇的。

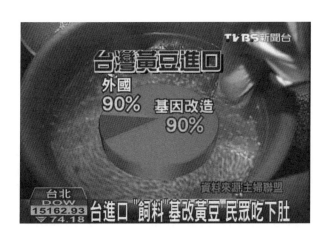

丹麥農業部部長委由大學學者調查務農者所稱餵養基因改造黃豆牲畜得病的說法。學者深入檢討過去的研究報告，調查的結論指出，基因改造黃豆可能的影響是由於嘉磷賽除草劑，而非基因改造作物本身。但有需要進一步研究基因改造黃豆中嘉磷賽對牲畜健康的影響，特別是在生命週期中較為敏感的時期。嘉磷賽除草劑有兩個可能的途徑傷害動物身體，一是該除草劑影響動物腸道微生物相，而造成間接影響；另一是改變牲畜礦物質營養素的狀態，也會產生間接影響。嘉磷賽已被證實會改變動物腸道微生物相，也會結合礦物質營養素。不過嘉磷賽還有其他方面可能的壞處，包括破壞DNA、畸形兒、神經毒性、傷肝傷腎等；基因改造本身的影響也有很多試驗報告，其中指出餵食基因改造飼料畜產品不吃為宜。

研究指出，八成基因改造作物都可以忍受除草劑，因此基因改造食物會含有高量除草劑，過去我們吃過的食物是沒有這麼高量除草劑的。基因改造作物與除草劑對於老鼠，以及人類細胞，包括短期與長期的影響也研究過，至於人類吃了餵食基因改造飼料的畜產品會怎樣，基因改造飼料會讓動物不健康而生病，人吃了不健康生病的畜產品總是不好。

19
生物科技研究人員遭收買了嗎？

基因改造公司有很多不當行爲，最令人反感的行爲是跨國生技公司挾其龐大的資金，不但進行廣泛的宣傳，還透過各式各樣的遊說，企圖擴張其改造產品的被接受度。更惡劣的行爲則是行賄，例如，孟山都公司承認，爲了推展基因改造種子，在印尼賄絡官員，違反美國「國外舞弊行爲法」，被罰以100萬美金的罰鍰。孟山都雇用投顧公司進行遊說工作，從1998年開始行賄，違法付款總計至少70萬美元，收賄者高達140人。

2001年2月，印尼農業部終於有條件准許種植該公司的「保嘉」（Bollgard, Monsanto），就是帶有蘇力菌基因的基因改造棉花。該年年底環境部卻要求先進行環境影響評估，投顧公司因而多次與環境部高級官員接洽並行賄，印尼肅貪委員會對此已展開調查。

最令人不齒的是，居然連部分學術界人士也與跨國公司掛勾，過度講求知識經濟的結果，讓學術界接受企業界的贊助成爲主要的研究經費來源，使得學者無法獨立進行研究，甚至部分研究報告或是研究方法被出資公司評判爲不對，具有偏差，甚或造假，乃至於對「不聽話」的科學家進行騷擾等事。

以美國爲例，有一位玉米害蟲專家匿名遞發陳請書給環保

署，控訴生技公司的控制，使他們無法研究基因改造作物的抗蟲能力，以及對環境的影響。他們所以匿名是因為害怕生技公司不再支持研究經費。在美國農業研究已漸漸從公部門轉到私部門，使得大學學者仰賴大型種子公司所提供的經費。學者表示主要的癥結在於購買基因改造種子者需要簽署同意書，保證遵守公司的專利權，以及環境相關規範，也不准種來供試驗，這樣就無法探討基因改造作物的缺失。學者若要進行研究需要經公司許可，有時會不准，公司也可能要求研究學者發表前要經過公司審查。這樣的情況早已發生，現在學者們已經無法忍受。一位匿名的學者指出，公司若能管控公領域的研究，對他們有負面影響的研究結果就可以被消除，而交給政府管控當局的數據就相當主觀。

法國學者塞拉利尼（Séralini）曾於2012年在學術期刊Food and Chemical Toxicology發表基因改造作物致癌的論文，一年多之後該期刊以「無法確定其結論」為理由加以撤銷，引起各方的譴責，認為有政治力的介入。不過2013年有中國學者在同樣的期刊發表同一領域的論文，雖然試驗期只有90天（Séralini為兩年），但文章的結論是「基因改造玉米與傳統玉米一樣營養與安全」。國際組織International Transdisciplinary Studies Group（GIET）就寫信詢問期刊編輯，列舉該論文若干缺失，認為該論文設計方法不妥，所謂一樣安全的結論也是無法確定，因此也應比照塞拉利尼的論文加以撤銷。但期刊不回應，再度去信後才回答無意撤銷。顯然撤掉塞拉利尼論文的理由是「傷害科學的罪行」（a crime against science），為了捍衛學術尊嚴，基因改造論文被冠以「結果不能確定」（inconclusive）的理由，無理被撤銷的塞拉利尼再度投稿該雜誌，進一步陳述其論文的正當性，並指出期刊有雙重標準，該論

文也已被接受。論文中指出其論文被撤銷的不當理由，這可以與另一篇論文相對照閱讀。塞拉利尼在論文中指出，該期刊對於論文有雙重標準。他指的是期刊發表的另一篇Zhang等人於2014年提出的論文，該論文用的老鼠數量與塞拉利尼的研究相當，但研究範圍更窄，結果應更不能確定，然而卻不用被撤銷。不過兩篇論文有個最大的不同，塞拉利尼認為基因改造產品有健康風險，但Zhang等人的結論是基因改造食品乃是安全的。而其他的學者如Portier等人亦於2014年為文指出，期刊只因論文結果不能確定就予以撤銷，會嚴重傷害期刊審查的基礎。他們建議期刊應認真地再考慮是否恢復誤撤銷的論文。

20
基因改造食品安全性被掩蓋了嗎？

以基因改造「佳味」番茄（FlavrSavr tomatoes）為例，研究人員給「佳味」番茄植入了能延長其上架期的基因。因為這是美國第一種通過審核的基因改造農作物，事實上，生技廠商當初還曾要求美國FDA審核其提供的餵食實驗資料。然而後來，其他生產商卻再也沒有如此主動地要求接受審核。那些研究資料顯示，許多食用了這種轉基因番茄的老鼠，胃裡都出現了受損病灶。不但不知出於什麼原因，研究人員也沒有檢測消化系統其他器官中的組織。他們給40隻老鼠餵食了基因改造番茄，其中有7隻在兩週內就意外死亡了。對此，研究人員也沒有做出任何解釋。很明顯的，基因改造食品安全性的真相是被掩蓋了。

21 欺騙的種子是怎麼回事？

《欺騙的種子：揭發政府不想面對、企業不讓你知道的基因改造滅種黑幕》（Seeds of Deception: Exposing Industry and Government Lies About the Safety of the Genetically Engineered Foods You're Eating），這是一本翻譯的書，揭露美國政府和基因改造公司的謊言，也是一本在全球有關基因改造食品最暢銷的書籍。

關於你正在食用的基因改造食品的安全性，一直是基因改造食品被「發明」以來爭議不休的問題。在歐、美之間，分歧尤大：歐盟不願意進口美國的基因改造食品，因爲他們認爲基因改造食品的安全沒有得到認證。那麼，基因改造食品是否安全？本書作者傑佛瑞·史密斯（Jeffrey M. Smith）是長期抵制基因改造食品的科學活動家，他提出了反對意見，他提供了基因改造食品產生意想不到結果的案例，包括最令人意想不到的結果，如增加馬鈴薯澱粉的含量，以及最怪誕的結果，即沒有生殖器的豬。

在本書中，作者披露了大量圍繞支持基因改造食品安全說所產生的陰謀與謊言。如他描述了美國一個利益集團是如何企圖收買贊成基因改造不安全的加拿大政府的科學家；一些科學家如何因不贊成基因改造食品而受到了威脅，以及利益衝突、馬虎科學和產業影響是如何能夠扭曲基因改造食品的審批流程等。

在這本爆炸性的國際暢銷書中，作者清晰、深入地分析基因改造食品的幕後真相：生物技術公司是怎樣在科學報告中作假，並透過與各種利益集團的勾結操縱政府、食品工業和大眾媒體。本書中真誠、獨到的見解讓食品管理機構感到十分震驚，而大量豐富詳實的案例更使每一章讀起來都如同一次歷險。生物科技行業壓制言論自由，不准大家談論基因改造產品的安全和價值問題，也不允許辯論，甚至壓制科學界，不讓科學家就此展開對話。《欺騙的種子》一書首次令人信服地揭露了基因改造種子的陰謀。史密斯為我們描繪了一幅既栩栩如生又令人不安的畫面：基因改造農業生產引發的問題迫在眉睫，但政府卻對此無所作為，科學界也毫不關注。不過，積極反對基因改造食品的人士卻已開始質疑基因改造行業，反對這些公司不經公眾同意，就無休無止地進行大規模的基因改造食品生產，可是，這些質疑者的行為卻受到了基因改造行業的種種阻撓和打擊。史密斯在書中揭露了這些公司的所有惡行，向大家展示出基因改造行業支持者為了公司利益和短期的個人利益，是怎樣給整整一代消費者帶來巨大的損害。

22 肉眼看不到的基因會產生意料之外的蛋白質嗎？

　　一個基因能編碼產生多種蛋白質，這一事實基本上能夠解釋爲什麼基因改造工程會產生那麼多出人意料、讓人震驚的後果。基因工程會出什麼錯，以及爲什麼會出錯，這是首先需要作出解釋的問題。只要科學家完全確信一個基因會，而且只會產生唯一一種蛋白質，他們就能信心十足地把那種基因植入另一新物種，確信那種基因會在新物種身上產生那種獨特的蛋白質。科學家對此確信無疑，但實際上他們錯了。

　　眞相是一個基因能編碼產生多種蛋白質，這個發現徹底摧毀了一個價值數10億美元產業賴以發展的理論基石，這便是農作物基因改造工程產業。由於有擾碼分子存在，植入基因改造作物的外源基因有可能產生許多種出人意料的蛋白質，給生態系統和人類健康帶來難以預測的後果。

23
面對基因改造食品你我該如何？

（1）推動臺灣成為無基因改造國

臺灣無基因改造推動聯盟，是由主婦聯盟環境保護基金會、綠色陣線協會、主婦聯盟生活消費合作社、臺灣大學農藝系種子研究室共同組成。聯絡電話：02-2368-6211；E-mail: service@huf.org.tw

（2）拒買、拒吃飼料級黃豆製品及基因改造產品。主要訴求：

- 要求政府基因改造產品的審核資訊要透明化。
- 要求政府基因改造產品標示規範要立法，經立法院通過後實施。
- 要求政府基因改造產品標示應及於散裝產品。
- 要求政府基因改造產品需要強制執行可追溯制度。
- 要求政府大宗物資的飼料用基因改造黃豆不得流入食品鏈。
- 要求政府訂定政策鼓勵，人類食用的大豆與玉米皆為國內自行有機生產。

（3）推動「無基因改造農區」

目前在歐洲已有169區、123省份、4,713個地方政府、31,357個別農戶宣告不種植基因改造作物。日本在2006年宣告為非基因改造農區的有1,994農戶、2,087塊農地，合計4,716公頃。

臺灣目前已有花蓮銀川永續農場、苗栗山水米實業股份有限公司契作農友、臺南芳榮米廠契作農友等合計317農戶，面積共442公頃，已宣告為無基因改造農區。其他農友也陸續加入中。

　　鼓勵農民參加成為無基因改造農區的一員，唯有農民與消費者提高警覺，拒絕基因改造，才能避免此等嚴重的威脅。

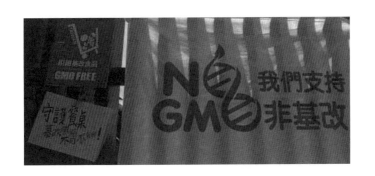

國家圖書館出版品預行編目資料

看不見的食安風暴：基因改造食品／江晃榮
著.--初版--.--臺北市：書泉,2015.02
　面；　公分
ISBN 978-986-121-989-9（平裝）
1.基因改造食品 2.問題集
412.374022　　　　　　　104000868

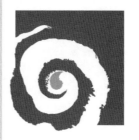

3D21

看不見的食安風暴：基因改造食品

作　　　者 ― 江晃榮（44.3）

發 行 人 ― 楊榮川

總 編 輯 ― 王翠華

主　　　編 ― 王正華

責任編輯 ― 金明芬

封面設計 ― 簡愷立

出 版 者 ― 書泉出版社

地　　　址：106台北市大安區和平東路二段339號4樓

電　　　話：(02) 2705-5066　　傳　　　真：(02) 2706-6100

網　　　址：http://www.wunan.com.tw

電子郵件：shuchuan@shuchuan.com.tw

劃撥帳號：01303853

戶　　　名：書泉出版社

經　銷　商：朝日文化

進退貨地址：新北市中和區橋安街15巷1號7樓

TEL：(02) 2249-7714　　FAX：(02) 2249-8715

法律顧問　林勝安律師事務所　林勝安律師

出版日期　2015年2月初版一刷

定　　　價　新臺幣320元

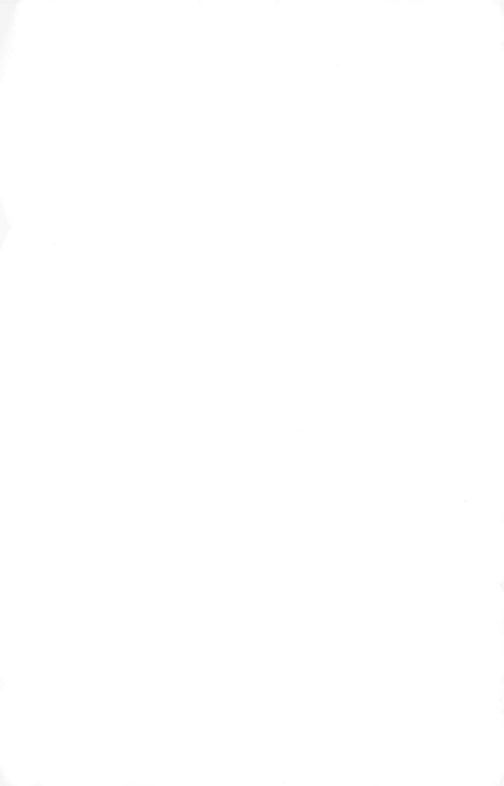